JN071855

学習する組織としての

看護実践のリフレクション

著●鈴木康美

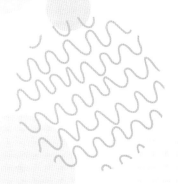

総合医学社

はじめに

2020年は，看護理論の始まりとなったナイチンゲール（Nightingale F，1820～1910）の 生誕 200 年でした．国際看護師協会（International Council of Nurses：以下，ICNと略す）が中心となり，「Nursing Now」を標語に，看護職がもつ可能性を最大限に発揮し，看護職が健康課題への取り組みの中心に立ち，人々の健康向上に貢献するために行動する世界的なキャンペーンが行われました．

「Nursing Now」の掲げる目標は，①看護職の教育・専門職開発・雇用条件等への財源確保，②効果的・革新的な看護実践の普及，③保健医療政策への看護職の影響拡大，④リーダーの職位につく看護職の増加，および⑤政策実現に向け政策・意思決定者へのエビデンス提供の拡大です（日本看護協会，2020）．この目標に基づき，多様な活動を開始しようとした時，看護の力を世界に示すように，COVID-19によるパンデミックとなり，第2波，第3波，…と続き，日本，世界中の看護職が今もウイルスと人類との戦いを継続しています．

いつ収束するか，先の見えない不透明で，感染対策のために生じる複雑な影響が社会全体に広がっています．その中で，不安を抱える患者のそばで看護職は，看護をしています．

読者の皆様も，COVID-19の対応でご苦労され，これまでに経験のしたことがない様々な心労があり，その収束の時期，今後の影響も未知数という複雑で不透明な状況にあることと思います．このような状況下で，看護職として，どのようにキャリアを積んでいくのか，看護管理者として，どのように看護実践の質を維持・向上させるのか，不安も多いのではないでしょうか．

私は，看護実践のリフレクションについて，施設の教育師長の頃から関心をもち，修士，博士の研究と継続して，探求してきました．看護実践のリフレクションに関わる中で，看護職が語る実践の奥深さ，多様性に感心させられ，看護職の学び，成長する姿を見ました．さらに，リフレクションを継続するために，どのような支援が必要なのか，支援の方法だけでなく，そのシステムが不可欠でした．先行研究では，リフレクションをする看護職の学び，成長には多くの報告があります．しかし，研究の視点をリフレクションの継続性，質の向上に移すと，看護職のリフレクションの支援をするという立場をより重視することによって，1人ひとりの看護師の看護実践のリフレクションが深化し，その結果，臨床全体の質向上につながるという，道筋が見えてきました．

看護実践の質を維持・向上させることは，対象者である患者に，看護職に，看護管理者にとっても根幹となる重要なことですが，複雑な要因が関連しているため，多くの困難を伴います．

そこで，本書では，看護実践のリフレクションを看護職の成長支援だけではなく，広く看護管理の視点も踏まえて，リフレクションの支援について述べていきます．

特に読んでもらいたいのは，看護管理職，師長と部署での中心的な役割を果たしている中堅看護師の方々を想定しています．もちろん，リフレクションに関心のある看護職，看護教育者の方も歓迎です．

本書の特徴として，各章の最初に，「本章のねらい」があり，概要を把握できるようにしました．内容を解説した後に，その学習した内容を自分の施設での試行錯誤を促す『Trial & Error』という演習のページを作りました．これは，キャロル・S・ドゥエック（Carol S. Dweck, 2016）のマインドセット，「人間の能力は努力すれば変化すること，しなやかなマインドセットをもつことが成長につながる」という考えが基盤になっています．ぜひ，可能な範囲で実践してみてください．

看護実践のリフレクションは1回でできるものではなく，継続することで効果が現れるものだからです．

本書は，第1章から第7章までで構成されています．

「第1章 VUCAの時代に求められる看護管理と看護実践能力」では，VUCA の時代について説明し，この時代に必要とされる看護師の看護実践能力について提案します．次に，「第2章 看護と看護実践のリフレクションの位置づけ」では，看護実践とは何か，看護現象のメタパラダイムとして，人間，環境，健康，看護という4つの基本概念について振り返り，リフレクションと看護実践の位置づけを確認します．「第3章 看護とリフレクションの先行研究，リフレクションの支援に関連する理論」では，看護実践とリフレクションに関連した理論，ポジティブ心理学，学習する組織について，基本的な内容を踏まえて解説します．「第4章 看護実践のリフレクションを深める支援」では，リフレクションの支援とは，どのようなことを示すのか，支援者はどのように支援をしていたのか，学び，困難などを研究結果から解説します．次に，「第5章 リフレクションの支援と看護師の変化」では，支援を受けた看護師の側から見たリフレクションの支援と，その看護師の変化について，研究結果から解説します．「第6章 看護実践のリフレクションを導入した看護部の組織変革」は，看護実践のリフレクションをシステムとして導入し，組織変革を実施した看護部からの報告です．なぜ，看護実践のリフレクションを重視するのか，看護管理との関係についても触れます．看護部長らがどのように取り組み，困難を克服したのか，研究結果を踏まえて解説します．最後に，「第7章 リフレクションの支援者育成プログラムの提案と今後の課題」では，組織変革としての看護実践のリフレクションの有用性，評価，さらに，看護実践のリフレクションは学習する組織になることを目指すことが可能なのか，今後の課題について検討します．

早速，看護実践のリフレクションを探求する旅に出発しましょう．

2022年11月

埼玉県立大学保健医療福祉学部看護学科 教授

鈴木 康美

目　次

第4章

看護実践のリフレクションを深める支援 ……………………… 45

第5章

リフレクションの支援と看護師の変化 ……………………… 77

第1章

VUCAの時代に求められる
看護管理と看護実践能力

本章のねらい

　COVID-19により，看護師，看護管理者は様々な影響を受け，今後も不透明で，複雑なVUCAの時代と言われています．これまでの看護管理の考え方だけでは，多様な変化の中で看護職1人ひとりの能力を育成することが困難になっています．そこで，本書でのテーマである看護実践のリフレクションを，看護実践の質の向上を中核におき，看護職と共に，対話・変化・創造性のあるビジョンの探求に活用できるのではないかと考えました．

1　VUCA の時代と COVID-19

▎VUCAの時代とは

　現代社会は，地球温暖化による気候変動，天候不順による災害の増加，ICTの急速な進展により仕事内容の変化による雇用への影響，その結果としての経済格差，教育格差が拡大しています．追い打ちをかけるように2019年の年末から中国の武漢で発生したCOVID-19は，その後世界中に広がり，パンデミックを引き起こしました．読者の皆様も，多大なご苦労をされたことと思います．これまでも医療機関では，結核，ノロウイルス，インフルエンザなどの感染症によりその感染対策を強化してきました．しかし，今回は予想外の感染の拡大でした．パンデミックでは，皆様の日頃のリーダーシップが発揮されたことと思います．看護管理者の方も，誰もが経験したことのない状況に感染への不安，看護師のメンタルヘルス，勤務調整などもあり，自分自身が不安と疲労で眠れなかったこともあったのではないでしょうか．さらに，都道府県，市町村からの強い要請などこれまでに，誰もが経験したことがない状況でした．そして，その影響は医療だけではなく，教育，社会に今も広く深く及んでいます．

　このように，社会が複雑で，変化があり，先が予測し難い，未確定な状況について，「VUCAの時代」という言葉が2018年頃から，ビジネス，ニュースなどで使われるようになりました．「ビジネス環境や市場，組織，個人などあらゆるものを取り巻く環境が変化し，将来の予測が困難になっている状況を示す造語」[1]で，もとは軍事用語です．以下の4つの言葉の頭文字を取っています．

　Volatility（変動性）：これからどのような変化が起こっていくのかが予測不可能な，変動が激しい状態．

　Uncertainty（不確実性）：不確実な事柄が多く，私たちを取り巻く環境がどう変化していくのか，がわからない状態．

　Complexity（複雑性）：様々な要素・要因が複雑に絡み合っていて，

単純な解決策を導き出すのが難しい状態.

Ambiguity（曖昧性）：どうしたら，問題を解決できるのか，本当に
この方法で解決できるのか，絶対的な解決方法が見つからない曖昧
な状態.

このVUCAの時代には，どのように対応してゆけばよいのでしょうか.
VUCAの時代を生き抜いていくためには，リーダー，マネジャー，看
護管理者にはどのような能力が必要でしょうか. 様々な雑誌では，情報
収集，分析，アセスメント，判断力などが提案されています.

一方，リーダーの能力開発，つまり，リーダー1人にすべてを任せる
時代はすでに終わり，組織全体，チーム全体で対応するべきだという考
えがあります. センゲ（Senge, 2006）は，「今後，真に卓越した存在に
なるのは，組織内のあらゆるレベルで，人々のコミットメントや学習す
る力を引き出す組織だろう」[2] と述べています. 状況が複雑で，予測で
きず，不確定な中でも，新たな情報を入手し，新しい知識を得て，対応し，
その評価をし，改善策をさらに検討します. まさに，COVID-19の第1波，
第2波以降の対応そのものです. 政府，専門家，医療機関も試行錯誤し
つつ，国民，私たちも学習しながら対処してきました.

VUCAの時代の看護実践の質と
看護実践能力の力量形成

本書では，COVID-19などの複雑で，不確実なVUCAの時代の中で，
これまでの看護管理や感染対策という視点だけではなく，看護実践の質
から，看護管理を考えようというものです. 看護実践の質は，時間を経て，
その看護管理の成果として現れます. 看護管理の成果の指標には，平均
在院日数，病床利用率，患者満足度，クレーム件数，離職率などの様々
なデータがあります. 一方，看護実践は，患者個々への看護の提供であり，
評価としては扱いにくいなどの課題があります. しかし，種々の医療機
関の機能評価では，個々の患者のカルテの診療記録，看護記録，カンファ
レンスなどの記載内容が医療の実際，看護の実際についての評価対象で
あり，重要視されています.

では，看護実践の質をどのように評価すればいいのでしょうか. 私は
その解決策として「看護実践のリフレクション」を提案します. これま
で，リフレクションは，看護師個人の成長を支援するツールとして活用
されてきました. たとえば，実習時に学生指導，新人看護師指導，中堅
看護師の指導などに活用した報告が多くあります[3~5]. 個々の看護師の
成長の支援とともに，リフレクションの内容は，その看護師の観察，ア
セスメント，臨床判断，介入，その結果などが含まれています. つまり，

看護実践そのものであり，その患者への看護の成果を表しています．研修などで何人かの新人看護師のリフレクションに関わっていると，なぜか同じような課題が見えることがあります．違う事例のリフレクションをしているのに，看護師の気づきや感情などがよく似た傾向を示すことがあります．たとえば，新人看護師が技術，手順や段取りばかり目がいってしまい，患者の心理や病態が深められないというジレンマを抱えていることもあります．

　つまり，看護実践では，疾患に関する医学的な知識，技術だけでは不十分で，看護の対象となる患者つまり人間の精神面，社会的な生活についての理解も必要となります．さらに，臨床の看護実践の場では，これまで経験したことがない疾患，感染症などの不確実な側面もあります．このように求められることが多様で，複雑な看護実践の場で，成人学習者である看護師は，いかに学び，力量形成をしていけばいいのでしょうか．

　ベナー（Benner, 2010）は，専門職としての看護師には次の3つの学習の必要性があり，実践の場でそれらを統合することにより看護実践能力が向上すると主張しています[6]．

　①知識と科学を獲得し活用する

　②臨床的論証と熟練したノウハウを活用する

　③倫理的態度と形成

　具体的には，クライアント，家族，医療チームのメンバーと仕事をしている場合でも，看護師は傾聴などの対人関係のスキルを用いたり，クライアントの懸念や経験を振り返ったり，解釈することによって得た情報に基づいて，鋭い臨床判断を行わなければなりません．そのために，自身の臨床的な実践知を明確に表現できる力が求められています．さらに，看護師は，特定のクライアントのケアに関する懸念，要求，資源，制約などに従って，自己の知識とスキルを常に統合し，論証する力が核となるスキルであると述べています[7]．

　従来の看護継続教育では，主にベナーの①知識と科学を獲得し活用するという目的のために様々な研修などが行われてきました．たとえば，新しい医療機器，人工呼吸器などの管理，口腔ケア，褥瘡予防，抗がん剤の副作用への対処などがあり，最新の専門的な知識，技術の教授が行われています．これらの研修は盛んに実施されており，医療の著しい進歩，変化に適応するためには必要な知識，技術もあります．しかしながら，この知識伝達のみの研修に依存すると，自ら考えずに，マニュアルに偏ってしまう傾向になりやすいです．

　臨床現場の看護実践の状況は，前述したように，複雑で，クライアントの身体，精神，社会的背景も多様であり，医療政策の影響から入院期間も短くなっています．この状況下で，クライアントにとって，より的

確な看護を実践するためには，研修などの知識，技術だけでは対応することができません．

　そのため，ベナーの指摘した②臨床的論証と熟練したノウハウを活用する，③倫理的態度と形成については，臨床現場では必須であることは認識されていますが，いかにこの能力を向上させるかが，課題となっています．

　そこで，実践の経験から学ぶための学習ツールとして，リフレクションが多くの国で注目され，基礎看護教育，継続教育の場で重視されてきました（Atkins and Kathy，1993）[8]．また，ショーン（Schön，1930〜1997）は，専門職教育としての実践とリフレクションの往還によって成長すると述べ，実践を意識化し，無意識に用いているものの見方を批判的に検討すること，その手段としての省察の重要性を論じています[9]．

　日本では2000年代に入り，田村ら（2002）が，学生の実習で，振り返りの日記のようにリフレクティブジャーナルを記載することにより看護領域にリフレクションを導入しました[10]．さらに，小山田（2007）は，中堅看護師の能力開発にナラティブを用いて，その効果を検証しています．その結果，内省を深めるために必要な条件として，信頼関係に基づく他者との対話と，自己の価値観や前提に関する内省を促す仕組みがあると述べています[11]．また，小竹（2011）は新人看護職員の職場の適応を促進するメンタルサポートの一環として，リフレクションを導入し，入職後の経験について振り返りを師長が支援しています[12]．他にも，山間部の保健師の看護実践の学び（御子柴ら，2016）[13] といった様々な看護実践に対する内省から価値を見出し，成長する姿を捉えている研究があります．

　これら一連のリフレクションの研究では，リフレクションの構成要素，分析過程が検討され，リフレクションを行った看護師の結果，変化，成果に焦点があてられています．語られる内容は看護実践そのものであり，確かに看護の質の変化の一端を表しています．しかし，これら先行研究のほとんどが，院内研修の一環としてのリフレクションであり，1回〜数回で終了するため，継続の必要性については論じられていません．数回のみの研修の効果として，看護師個人の成長に関与することはあっても，臨床現場全体の看護実践の質の向上へ影響を及ぼすためには継続性が必要です．

　そこで，本書では，複雑で，変化も著しい看護実践の状況下で，看護師が力量形成をするための1つの手段として，看護実践のリフレクションに着目しました．そのリフレクションの質を深め，継続するためにリフレクションの支援に焦点をあてています．

　看護実践のリフレクションを継続するためには，臨床現場の看護師だ

けではなく，看護部からの支援が必要となります．臨床現場における看護管理とは，『看護管理用語集第2版』（2016）によれば，「クライアントや家族に安心で安楽なよりよい看護を提供するために，看護職員が医療にかかわる多職種とよく連携をとり，環境条件を整え，なるべく早く社会復帰できるよう支援するにあたり，それらが円滑に実施されることに向けて，看護管理者が全体を組織化し，調整し，統制を行う一連の過程」です[14]．看護部の役割は，組織的な看護活動の効率化，看護実践の質の向上，多職種連携，働きやすい職場づくり，専門職としての倫理などが求められています．

　看護実践のリフレクションを継続することで，看護師個人の看護実践能力が向上し，その結果，看護師個人のキャリア開発になり，組織にとっては人材育成になり，最終的にその医療機関の看護実践の質を向上させることにつながると考えられます．そこで，本研究では看護師個人の継続的なリフレクションとともに，看護管理の組織的実践としての継続的なリフレクションのあり方を検討します．

　既述の通り，看護師のリフレクションにかかる研究は存在するものの，これらの研究では支援者の役割を研究者が担い，研修と結びつけて実施されている場合が多く，そのため数回の支援にとどまっていることから，支援者の継続的な育成に至りにくいと考えられます．これは，新垣ら（2015）の看護実践におけるリフレクションの効果に関する文献検討でも指摘されています[15]．

　すなわち，看護実践の質を維持・向上させるためには，看護部の組織的な支援による現場でのリフレクションの継続的な実施が必要です．看護実践の組織的なリフレクションの支援の構造を明らかにすることによって，看護実践の場での，成人学習者である看護師の力量形成の一助になると考えます．

2　研究目的・方法

研究目的

　本研究の目的は，複雑で，多様で，不確実な要素が多い「看護実践」のリフレクションを深化させる支援について検討するために，①リフレクションの支援をする看護師，②看護実践のリフレクションを行う看護師，③両者が属する看護部の3つの立場から，相互の関係性を，成人学習理論とショーン，センゲの学習する組織の観点で考察し，その構造を明ら

かにすることです．

　本研究では，リフレクションの対象者を新人看護師，次項で説明するプリセプターに限定するのではなく，看護師全般に対して，看護管理者や指導的立場にある看護師も対象として，看護実践のリフレクションの支援に，いかに関わり，どのような影響を及ぼしているかを明らかにすることを目的としました．その理由は，リフレクションは，中堅以上の看護師にとっても，力量形成のために必要な能力であり，看護師個人はもとより，組織としても対応する必要があると考えたことによります．

　すなわち，本研究は

①指導的立場にある看護師が，看護実践のリフレクションを深めるために，いかなる支援を行っていたか，その支援による支援者の変化のプロセスを明らかにする（第4章　研究1）．

②看護師はいかなるリフレクションの支援を受けたのか，その結果，看護師にいかなる変化のプロセスを経たかを明らかにする（第5章　研究2）．

③看護実践のリフレクションの導入，定着，継続がいかに行われ，その組織変革が看護部にもたらした変化のプロセスを明らかにする（第6章　研究3）．

を目的とするものです．

　この3つの研究結果から，看護実践のリフレクションの導入，その支援が，看護師個人の力量形成に与える影響，看護部全体の看護実践の質の向上に与える影響について検討することで，看護実践のリフレクションの支援について，個人と組織の関係性を検討することを試みるものです．

▌用語の定義

　次に，本研究で用いる用語について説明します．

「リフレクション」

　経験するだけではなく，その経験全体を振り返り，自己の行動，思考を言語化し，その時の判断について再度考え（reflect），その意味づけをすることです．リフレクションの概念は，多くの研究者が検討している複雑な概念であり，看護学でも多くの定義があります．本研究では，リフレクションの理論的基盤であるショーンをその基礎とします[16]．

「看護実践」

　看護実践とは，看護（nursing）という意識的保護のもとの人間の行為である，と定義し，看護実践には，看護師とクライアントとの関係性

による2つの哲学的方向性が存在します（Kim, 2003）[17].

「看護実践のリフレクション」

看護実践の経験を振り返り，記述し，他者との対話を通して，看護の視点から検討し，看護師自身とその成長のために意味づけをすることです.

「リフレクションの支援」

看護実践のリフレクションが深化し，効果的になるように，支援者が看護師に対して行う関わりです.

「レビュー」

ベナー（1984）の看護論[18] に基づいて，看護実践能力の習得段階を5段階で示したキャリア開発ラダーの一部です. ナラティブで自己の看護実践を振り返り，「知識」「判断」「行為」「判断の結果」の視点で検討し，看護実践能力を評価する1つの方法，評価会，レビューとも言われています（日本赤十字社事業局看護部編, 2008）[19]. なお，本論文では，キャリア開発ラダーのレビューとリフレクションをほぼ同義として扱うこととします. その理由として，キャリア開発ラダーのレビューで実施されている看護実践の振り返りの内容，手法がリフレクションとほぼ同じ内容，手法で実施されているからです.

「支援者」

看護実践のリフレクションが円滑に，効果的に，進むように支援する看護師，主任などの指導的立場にある者，あるいは，師長補佐，師長などの看護管理者.

「学習する組織」

人々が絶えず，心から望んでいる結果を生み出す能力を拡大させる組織であり，新しい発展的な思考パターンが育まれる組織，共に抱く志が解放される組織，共に学習する方法を人々が継続的に学んでいる組織[20].

「プリセプター」

プリセプター（preceptor）とは，教え，教訓（precept）を伝える者の意味で，指導者，教育訓練者などと訳されています. 1970年代のアメリカの病院における医学生に対する実地教育を臨床医が実施した指導方式を，看護師たちが新人看護師の実務訓練の手法として実施するようになりました. 1990年代後半から日本に導入され，新人看護師のリアリティショックの予防，実践的な指導のために，臨床経験3〜5年程度の看

護師が臨床判断，パターン，知識などを指導する教育方式です（永井，2009）[21]．

研究方法

1）研究デザイン

　質的記述的帰納法，半構造化面接によるインタビューで，得られた逐語録を分析テーマに沿って，質的に分析します．

　研究1，2，3については，分析の際に，修正版グラウンデッド・セオリー・アプローチ（Modified Grounded Theory Approach：以下，M-GTAと略す）を用います（木下，2007）[22]．M-GTAは，質的研究手法の中でも，個々の主観的な意味づけを探ろうとする象徴的相互作用論を基盤とし，データに密着した分析を行い，領域密着型理論の生成を目的とします．

　本研究では看護実践のリフレクションの支援という限定された領域で，リフレクションの支援者と看護師，看護部（看護部長，副看護部長）との間で社会的相互作用が生じている現象に両者の変化を見るという理由から，分析方法としてM-GTAが適しています．

　分析はM-GTAの手順に沿って逐語録を熟読し，分析テーマに沿って，分析ワークシートを用いて概念を生成しました．分析焦点者はリフレクションを複数回以上支援した指導的立場にある看護師，または，看護管理者とし，分析テーマは各研究の目的に沿って設定しました．リフレクションの支援者，支援を受けた看護師，看護部長らのインタビュー内容を逐語録に起こし，そのままの言葉を取り出し，その選択箇所の意味について，多角的に分析・解釈し概念を生成し，整理してナンバリングをしました．さらに，得られた概念の類似例，対極例の潜在的可能性について，データを振り返り，継続的比較分析を行い，概念の統廃合を，それ以上の類似例や対極例が出尽くしたところで理論的飽和に達したものと判断しました．その概念生成の一連過程は，概念名，定義，バリエーション（具体例），理論的メモで構成されている分析ワークシートに記録しました．さらに，生成された概念間の関係を考え，カテゴリー，コアカテゴリーを検討しました．その変化や動きから分析結果をまとめ，結果図を作成し，ストーリーラインにまとめました[23]．

　なお，分析の信頼性・妥当性を確保するために，分析の過程において研究協力者に，概念やカテゴリーを提示し内容を確認し，メンバーチェッキングを行い，検討，修正を行いました．さらに，看護管理の専門家および質的研究者に継続的にスーパーバイズを受けました．

2）研究対象施設，研究協力者について

研究対象施設の概要は以下の通りです（2015年研究期間時期）.

A 大学病院 ①**病院**：病床数 約970床，看護師数 約1,050名（新人看護師 約110名），②**病院**：病床数 約450床，看護師数 約500名（新人看護師 約55名）.

A大学病院の看護部では，2004年より，ベナー（1984）の看護論を基盤としたキャリア開発ラダーを作成しています．作成したラダーの評価として，看護師自身が印象に残った看護実践の一事例の場面を紙面で振り返り，語り，考える機会，レビューというリフレクションの時間を設けていました．参加者は，看護部から副看護部長1名，看護師長，主任，被評価者が選択する同僚評価者1名，本人で，時間の設定は1人30分間です．特徴的なことは，この場では，肯定的なフィードバックを優先的に行うことが推奨されることとで，ポジティブフィードバックに取り組んだ後に，参加者自身が今後の課題を見出す形で構成されています．また，看護部からも必ず看護部長または，副看護部長も勤務調整をして，年間で，約30～40回の看護師個人のリフレクションに参加していました．

看護実践のリフレクション（レビュー）は,初年度23名からスタートし，現在は年間平均150名以上実施され，組織として10年以上継続しています．なお，A大学病院の系列病院でも同様に，2007年にキャリア開発ラダーを作成し，現在も継続しています.

研究別の対象者は以下の通りです.

研究1：A大学2病院で，リフレクションを2回以上支援した経験をもち，研究の承諾が得られた支援者である師長，師長補佐，主任.

研究2：A大学2病院で，リフレクションの支援を2回以上受けた経験がある看護師で，研究の承諾が得られた者.

研究3：A大学2病院で，リフレクションを2回以上支援した経験をもつ，看護部長または，副看護部長で，研究の承諾が得られた者.

3）倫理的配慮

本論文の研究1（第4章）と研究2（第5章）は，研究者の所属大学院の倫理審査委員会の承認（承認番号2013-65）を得ました．さらに対象施設の看護部長の承認を得て，対象者を公募しました.

研究3（第6章）は,研究者の所属する大学の倫理審査委員会の承認（承認番号28017）を得ました.

インタビュー前に，文書にて研究目的，調査内容，倫理的配慮，組織・個人の自己決定の権利を説明し，同意を得て開始し，途中でも辞退できることを説明しました．インタビューの内容は，開始前に，研究対象者に承諾を得て，ICレコーダーに録音し逐語録に起こしました．インタ

ビュー後，研究対象者に逐語録の確認を得ました．

　以上が本書の研究の概要となります．次に，第2章，第3章では先行研究，研究の前提となる理論的背景について説明します．

第1回　『Trial & Error』

　これまでのあなたの臨床経験で，「これが看護！」と感じた経験について，職場の同僚と話し合ってみましょう．自分自身の経験，またはあなたがそばで実際に観察した，先輩や後輩の看護実践でも大丈夫です．1人5〜10分で，2〜3人で，気さくな仲間と始めてみましょう．

```
5W
When　いつ　　　　　　　新人看護師の頃，最近の出来事
Where　どこで　　　　　　病棟で，外来で，ICUで，…
Who　どんな対象者　　　　受け持ち患者，子ども，家族…
What　何が起こったのか　　緊急入院，急変，夜勤で，食事介助を…
How　どのようなことが　　患者さんが急に…
Why　なぜ　　　　　　　　なぜ「これは看護！」と思ったのか
```
感想などを話し合ってみましょう．

引用文献

1）堀義人：「VUCA」時代，リーダーに重要な4つの言葉，日本経済新聞，2017年1月11日（2022年9月9日閲覧，https://www.nikkei.com/article/DGXKZO11343490V00C17A1X12000/）

2）Senge, P.M.（2006）：The FIFTH DISCIPLINE：The Art and Practice of The Learning Organization, Broadway Business an imprint of the Crown Publishing, New York（枝廣淳子，小田理一郎，中小路佳代子 訳（2011）：学習する組織―システム思考で未来を創造する，22-45，63，英治出版，東京）

3）青木由美恵（2014）：看護師における対話的グループ・リフレクションの認識，関東学院大学看護学雑誌，57-64

4）池西悦子（2001）：看護学生の知識と行動の統合に向けての反省的思考に関する研究，Quality Nursing, 7(8), 27-32

5）小竹友子（2011）：リフレクション研修を導入した宿泊研修とメンタルサポート，看護，63(5)，044-047

6）Benner, P., Sutphen, M., Leonard, V., et al（2010）：Educating Nurses：A Call for Radical Transformation, Prentice-Hall, New Jersey（早野ZITO真佐子 監訳（2011）：ナースを育てる，37-44，医学書院，東京）

7）前掲書6）

8）Atkins, S. , Kathy, M.（1993）：Reflection：a review of the literature, Journal of Advanced Nursing, 18, 1188-1192

9）Schön, D.A.（1983）：The Reflective Practitioner：How Professionals Think in Action, Basic Books, New York（柳沢昌一，三輪建二 監訳（2007）：省察的実践とは何か―プロフェッショナルの行為と思考，21-38，38-56，147-152，305-325，408，鳳書房，東京）

10）田村由美，藤原由香，中田康夫，他（2002）：オックスフォード・ブルックス大学におけるリフレクションを活用した看護教育カリキュラムの背景と概要，Quality Nursing, 8(4), 41-47

11）小山田恭子（2007）：中堅看護師の能力開発における「ナラティブを用いた内省プログラム」の構築に関する基礎研究，日本看護管理学会誌，11(1)，13-19

12）前掲書5）

13）御子柴裕子，下村聡子，安田貴恵子，他（2016）：中山間地域の市町村に勤務する中堅期保健師が実践経験を通じて得ている学び，ルーラルナーシング学会誌，11，1-13

14）日本看護管理学会学術活動推進委員会，一般社団法人日本看護管理学会（2016）：看護管理用語集，第2版，52-53

15）新垣洋美，岩脇陽子，柴田明美，他（2015）：看護実践におけるリフレクションの効果に関する文献検討，京都府立医科大学看護学科紀要，25，9-18

16）前掲書9）

17）Kim, H.S.（2000）：The Nature of Theoretical Thinking in Nursing Second Edition, Springer Publishing Company, New York（上鶴重美 監訳（2003）：看護学における理論思考の本質，39,41-49, 166, 167, 168-170，日本看護協会出版会，東京）

18）Benner, P.（1984）：FROM NOVICE TO EXPERT: ECELLENCE AND POWER IN CLINICAL NURSING PRACTICE COMMEROATIVE EDITION, 1st Edition, Prentice-Hall, New Jersey,（井部俊 子監訳（2005）ベナー看護論―新訳版初心者から達人へ，医学書院，東京）

19）日本赤十字社事業局看護部 編（2008）：看護実践能力向上のためのキャリア開発ラダー導入の実際，30-39，日本看護協会出版会，東京

20）前掲書2）

21）永井則子（2009）：プリセプターシップの理解と実践―新人ナースの教育法，第3版，34-37，日本看護協会出版会，東京

22）木下康仁（2007）：ライブ講義M-GTA，66-68，弘文堂，東京

23）前掲書22）

看護と看護実践の
リフレクションの位置づけ

看護実践とは何か，看護現象のメタパラダイムとして，人間，環境，健康，看護という4つの基本概念について振り返ります．4つの概念について，看護理論から考察し，実践（practice），専門的実践について視野を広げて理解します．さらに，看護継続教育，成人学習理論の視点から，看護実践とリフレクションとの関係について考えてみましょう．

1 人間，環境，健康，看護の概念

　看護実践のリフレクションについて考えるにあたり，リフレクションで対象とする看護とは何かについて考えてみましょう．

　ナイチンゲールによって，看護理論の基盤となる「看護」の定義が探求されました．彼女は，クリミア戦争（1853～1856）後，『看護覚え書 Notes on Nursing』（1860＝1973）[1] を執筆し，看護実践の土台となる基本的な考え，あるべき看護の役割を提示したことで，看護界に重要な功績を残しています．それまでは，医学に付随するような形での存在感しかなかった「看護」に，新たな役割を示しました．看護の責任範囲は，医学のそれとは異なるという考えに基づき，看護で開発され，使用される知識も医学とは異なるであろうと述べています．ナイチンゲールは，「看護とは，その人がもつ自然の生命力，治癒力を高めることである」と定義し，看護師に必要なこととして，医学的な知識に加えて，病める人とその環境をもれなく観察すること，回復過程を促進する条件に関する知識，つまり，その人の内部環境と外部環境を整えることに焦点をあてました[2]．

　さらに，ナイチンゲール以降，多くの理論家が看護について探求しています．看護の理論家たちは，看護学が関心を寄せる現象のメタパラダイムとして，「人間」「環境」「健康」「看護」の4つの概念を提示しています（Kim，2000＝2003）[3]．次に，4つの概念について看護理論をもとに概要を説明します．

　看護学の概念で最も根本的なものは，看護の対象となる「人間」，生命そのものの価値です．人間としての生命の尊厳が守られているか，生命，人間らしい生活が，たとえ病気や障がいがあっても守られているかを常に重視しています．看護理論家のオレムは，人間とは，身体，心理，社会的側面が相互に関係している統合された全体であり，そのセルフケア能力の程度はさまざまである（Orem，1991）[4] と述べ，ヘンダーソンは人間の心と身体は分けることができない，誰1人として同じ人間はいない，独自の存在であると述べています（Henderson，1960）[5]．彼

らは一貫して，「**人間**」を全体性，ホーリズムという側面から捉えて，健康障害や回復の問題に全体論的にアプローチしています（Chinn and Kramer，2007）[6]．

「**環境**」について，ナイチンゲールは，環境とは生命と組織の回復に影響を及ぼすすべての外界の条件や要因であると述べています[7]．また，ロイは，環境は常に人間と相互作用し，適応レベルを部分的に決定する重要な概念であると論じています（Roy，1984）[8]．

看護の目的である「**健康**」について，ナイチンゲールは，健康な人と病気の人を見ていると，衛生の原理と看護の原理は非常によく似ており，その実際においては同一と言ってもよいと述べ，健康と病気とは連続したものとしています[9]．さらに，健康の概念をより拡大して，自己実現，自己愛（Hall，1966）[10]，意識の拡張（Newman，1990）[11]，エンパワーメント（Jones，1993）[12]と捉え，看護の関心は疾病ばかりを強調しないという考えが示されています[13]．

「**看護**」は主として看護師と個人の対人的相互作用を中心とした援助過程として表現されています．この点が医学は外科および内科的治療を第一とし，対人関係を二の次としているのとは対照的に，看護は実践が対人間関係の要素をもつという特徴によって区別されます[14]．たとえば，ウィーデンバック（Wiedenbach，1964）は，看護には3つの要素があり，①個人の援助を必要とするニードを明らかにすること，②必要とする援助を実施すること，③提供された援助が役に立ったかを確認することであり，臨床看護は哲学，目的，実践，技術の4つの要素をもっていると述べています[15]．また，ワトソン（Watson，1979）は，看護は人間科学であり，道徳とケアリングの価値に基づくアートであるとしています[16]．

一方，2002年に国際看護師協会（International Council of Nurses：以下，ICNと略す）は，看護を次のように定義しています．「看護とは，あらゆる場であらゆる年代の個人および家族，集団，コミュニティを対象に，対象がどのような健康状態であっても独自にまたは他と協働して行われるケアの総体である．看護には，健康増進および疾病予防，病気や障害を有する人々あるいは死に臨む人々のケアが含まれる．また，アドボカシーや環境安全の促進，研究，教育，健康政策策定への参画，クライアント・保健医療システムのマネジメントへの参与も，看護が果たすべき重要な役割である」（日本看護協会訳，2006）[17]．

つまり，多くの理論家，前述のICNの定義においても，看護が健康回復を目標とする人間を対象に，支援をする社会的役割として看護実践が行われることを重視しています．4つの概念が相互に関連している看護実践は複雑で，多様で，変化も著しいものです．次に，看護実践の「実践」とは何かについて考えてみましょう．

2　看護実践とは

　チンとクレイマーによれば[18]，ナイチンゲールは「看護に必要な知識，技術とともに，看護師の人間性と道徳を養わなければならないという信念をもち，看護とは何かを考えるということは，人がいかに生きるかを常に考えなければならないということである」と述べ，専門的な知識に加えて，倫理的，哲学的な人間性に関する知性を求めています[19]．

　すなわち，看護実践では，疾患に関する医学的な知識，技術だけでは不十分で，看護の対象となる患者つまり人間の精神面，社会的な生活についての理解も必要となります．さらに，臨床の看護実践の場では，これまで経験したことがない疾患，感染症などの不確実な側面も多く，その結果求められることが多様で，複雑な様相を呈しています．

　一般的に実践（practice）とは，ある特定の状況下で個人が行う知的および行動的活動と考えられています．「practice」とは，「practice（練習）すれば上達するでしょう」という時の訓練と同義の「practice」とは異なります．実践は，看護上で望ましい状況を生み出すための手段であり，それは理論上，目標内容，処方，調査項目に影響されるものです[20]．

　さらに，アージリスとショーン（Argyris and Schön, 1974）は，専門的実践を「クライアントとみなされる他者に役立つために，個人よって実行される一連の行為」と定義しています[21]．彼らによれば，専門家がいかに知識を使うのか，またいかなる認知過程を経て知識を行動に変換するかに関連する専門的行為の可変性は，実践概念について考えるうえでの中核を形成します．すなわち，これが実践領域における看護行為についての科学的探究に不可欠な概念です．クライアントのために看護師が「何を」するかだけでなく，看護師が「いかに特定の行為選択に至るか」または「そのような行為の選択が，いかに人間の活動に変わるか」のほうが重要になります[22]．

　一方，ベナー（2011）は「実践を主観的な意味あいをもち状況に特有な，臨床状況における経験である」と考え，「実践とは，善の概念を伴い，社会的に定着し，歴史的に位置づけられ，共有化された活動のことである」と定義しています[23]．優れた実践には，特定の状況を解釈し，そこに内在する可能性を想像的に把握することが必要であると同時に，その状況が要求している関連の知識を適切に活用することも必要です．

　ベナーは，臨床の場合ならば，それは特定の臨床状況において考える機会であるとします．実践者は，状況が適切に読み取れず，多面的で，それぞれの状況には理解や行動のために多くの可能性が残されているような実践に直面します．そうした機会が，実践者にそれぞれの状況にい

かに対処したらよいかを考えさせ，プロフェッショナルとしての，適切な状況把握を追求します．それによりアセスメントと洞察を進めていくことができると述べています[24]．

　キムもベナーもプロフェッショナルの看護実践について，患者のために，いかなる行為をするか，という技術的な側面だけでなく，臨床状況をいかに把握し，アセスメント・洞察すること，それによって，その状況が求めている行為を実践することまでを含めて捉えています．

　さらに，キムは「看護実践とは，看護（nursing）という意識的保護のもとの人間の行為である」と定義し，看護実践には看護師と患者との関係性による2つの哲学的方向性が存在すると述べています．1つは患者特有の臨床問題で，治療や処置を主たる目的とする治療志向の哲学から生じる看護実践です．もう1つは患者を1人の人間として捉えることを中心としたケア哲学であり，焦点は臨床問題ではなく固有の状況下におかれた個々の人間の存在であり，看護実践の目的は，固有で独特の過去（history），個性をもった人間として患者にケアを提供することです．たとえば，終末期にある患者のケアとして，疼痛の緩和は治療志向の哲学から考えられますが，その患者の生きる望み，最後の思いの実現などはケア志向の哲学となります．そして，看護実践ではこの2つの哲学を統合する必要があります．キムによれば，看護実践は治療的志向の部分とケア志向の部分があり，それらを統合して実践するために，熟考し，実現に至っています[25]．

　これは，保健師助産師看護師法（以下，保助看法と略す）の看護師の定義とも重ります．保助看法の第5条，看護師の定義と業務には「看護師とは，厚生労働大臣の免許を受けて，傷病者若しくはじょく婦に対する療養上の世話又は診療の補助を行うことを業とするものをいう」と規定されています[26]．

　本書ではキムの定義をもとに，**看護実践とは「看護という意識的保護のもとの人間の行為であり，患者の臨床状況を把握し，アセスメント・洞察すること，それによって，その状況が求めている行為を実践することまでを含めたプロセス」**として捉えます．

　さらに，患者のために，治療志向の哲学，ケア志向の哲学を統合して熟考する行為と見なし，そのため，看護師が「何を」するかだけでなく，「そのような行為の選択が，いかに活動に変わるか」を重視します．

　すなわち，臨床での看護実践では，患者の臨床状況を把握して，看護過程の展開が実践されています．その時，看護師の看護の実施も重要ですが，その看護師がなぜその援助を選択したのか，いかなる意図があるかを認識することによって看護実践が変化していくことを重要視してい

ます．ベナーは，看護師が最も学べる時というのは，知識が特定の状況でのその人の行動（実践的行動）の中に組み込まれた時であると述べ，現場での経験に基づく学習こそ「臨床家は変化し続ける状況の中，知識を用いて考え行動する」ようになるのであり，それは状況下での学習（Lave and Wenger, 1991）と[27]，行動しつつ考えることであるともベナーは述べています[28]．

こうした，複雑で不確実な状況にある看護実践の場で，看護師はいかに力量形成をしているのでしょうか．次に，その看護実践の場で学ぶ看護師の背景にある，看護継続教育，成人学習理論について考察します．

3 看護継続教育とOJT

看護教育（nursing education）について，『看護大辞典』（2002）では，「個人・家族および集団の最適な健康状態を目ざし，その人にとって最良の看護を提供できる専門職業人を育成するための教育のことをさす包括的な概念であるとし，看護師・保健師・助産師などの看護職になるための教育をさす場合もある一方，看護職になるための基礎教育と卒後の継続教育を合わせた看護職生涯教育をさす場合もある」と述べています[29]．

医療を取り巻く状況が日進月歩で変化する中で，看護継続教育は看護師にとって必須であり，医療機関にとっても医療・看護の質を維持するために重要な要件です．看護部は看護実践の質を維持するために，人材育成として組織内教育，組織外での日本看護協会などの継続教育への参加を推進しています．

日本看護協会は，看護師の能力開発，継続教育に関して，ICNの基準をもとに，日本の「継続教育の基準」を2000年に策定しました．さらに少子高齢化の進展，看護大学の増加等の看護師を取り巻く社会情勢の変化を受けて，2012年4月には，「継続教育の基準ver.2」に更新し，看護継続教育の充実を図りました．「ver.2」では，看護における継続教育の定義を，「看護の専門職として，常に最善のケアを提供するために必要な知識，技術，態度の向上を促すための学習を支援する活動であり，看護基礎教育での学習を基盤とし，体系的に計画された学習や個々人が自律的に積み重ねる学習，研究活動を通じた学習など様々な形態をとる学習を支援するように計画されるものである」としています（日本看護協会，2020）[30]．

さらに，看護継続教育には，卒後教育と現任教育があり，卒後教育（post-graduate education）は，広義には学校卒業後の教育全体を示し，

狭義には基礎教育課程終了後の高等教育における学位取得のための教育を示し，大学編入，大学院の修士，博士課程などを示します．現任教育（employee staff development）は，医療機関などの院内教育とならび個人の責務遂行に関連する知識，技術を向上させ，ひいては組織全体の資質の向上を目的として行われる教育です[31]．また，現任教育は組織外の施設などで実施される院外教育と看護職員が所属する組織内で実施される院内教育があります．

　院内教育は，経営学では職場学習（workplace learning）とも言われ，「組織の目標達成・業績向上に資する，職場における学習であり，人が，仕事に従事し経験を深めつつ，他者，人工物との相互作用を通して生起する学習」と中原（2012）は定義しています[32]．そして，この職場学習は，人材開発の手段としてOJT（On the Job Training）とOFF-JT（Off the Job Training）の伝統的な概念が広く利用され，OJTとは「上司が部下に対して仕事を通じて計画的に必要な知識，技能，問題解決力および態度について教育訓練を行うことである」とされます．一方のOFF-JTとは「仕事を離れて実施される研修などの教育指導訓練」です[33]．

　看護継続教育においても，院内教育ではたとえば，新人看護師の配属部署で実施される研修がOJTであり，その研修の時間だけ部署を離れて，講義室，研修施設などで実施される集合研修がOFF-JTです．OFF-JTは，看護部の教育委員会が主となって計画的に実施されており，研究報告も多く見られます．日本看護協会の都道府県協会で継続教育が計画的に実施されています．

　一方，OJTは，部署での現場の実践に関わりながら指導する教育であり，それぞれの部署の特徴から，指導内容は様々であり，臨床の状況に左右されることが多いです．たとえば，佐伯ら（2017）は，救急医療の現場における看護OJT指導者に焦点をあてた実践を検討し，その結果，時間的猶予のない緊迫した場面で，指導者は待てない臨床対応と学習者を中心とした関係性において「教わった経験」「教える経験」「成熟させる経験」の中で省察を繰り返して成長していたと報告しています[34]．ここから，OJT指導者の育成が課題となることがわかります．

　また，新人看護師が苦慮しているコミュニケーションに焦点をあて，鄭（2009）は，OJTによる看護師の技能と伝承としての報告・連絡・情報共有能力の指導を観察しました[35]．これらは患者・家族に直接何かを実施するという看護能力ではないものの，間接的に看護を支える能力であり，人間関係やリーダーシップに関わっています．これらの能力は，個々の指導者の力量に委ねられており，OJTがその部署の特性に依存することや部署の業務内容，多忙さによって左右されやすい一面もあります．中原も部署が多忙になり，指導者に時間的余裕がなくなるという課

題が生じるという指摘をしています[36].

　看護領域では，最もOJTを必要とする新人看護師の指導については，アメリカから導入されたプリセプターシップが多くの医療機関に2000年前後に導入されました．指導はプリセプターと呼ばれる3〜5年以上の経験の有する看護師が担当していることが多かったです．しかし，2003年頃より，この制度で新人看護師に成長は見られるようになったものの，プリセプターに重い負担と責任がかかっていることが問題となり，見直しが始まりました[37].　その結果，2009年には「保健師助産師看護師法及び看護師等の人材確保の促進に関する法律の一部を改正する法律案」が成立し，「病院等の開設者等の責務として，新たに業務に従事する看護師等に対する臨床研修，その他の研修の実施に務めなければならない」などが明示されました．これにより，新人看護師などの研修は業務時間内に実施されるようになりました．また，2011年に「新人看護職員研修ガイドライン」（厚生労働省）[38] が公開され，部署全体での新人看護師のOJTに関する環境は徐々に整備されてきました.

　その一方で，新人以外の看護師に対するOJTに目を向けてみると，対象者は，所属部署も多様で，経験も異なり，課題は少なくありません．そこで，次に本研究と関連があるOJTとリフレクションについて検討を加えます.

　橋本（2009）は，部署で行われているケースカンファレンスがOJTとして人材育成に果たす意味を報告しています[39].　安部，湊・柏木（1994）の報告では，部署に入院している患者を対象としたケースカンファレンスで，その看護について「問題の状況を認知・理解する」「課題を判断する」「目標・方針・具体策を導き出す」「プライマリーナースを支える」ことに取り組み，事例のリフレクションを実施した結果，思考過程の展開を訓練し，チームでの問題解決を学ぶ場になっていること，知識や経験の違う看護師が相互に学び合うことを可能にして，OJTの機会となりました．課題は，部署でのケースカンファレンスの効果はありますが，部署での多忙などの原因で定着しにくいことです[40, 41].

　また，ICU（集中治療室）などに勤務する看護師は，新人の時は急変対応できるアセスメント能力，緊急の処置などの計画的な教育，効果的なフィードバックを受けていましたが，2年目になると1人前とみなされ，看護援助を1人で任されることも多いです．しかし，データの意味することから適切な臨床判断をすることに自信がもてず，どうしたらよいかという思いを抱いていることを指摘する研究結果もあります[42].　同様に，明神ら[43] も，クリティカルケア領域に勤務する卒後2年目初期の看護師の実践に対する認識の調査で，彼らが「できていない感覚と不確かなケア」「不確かな認識」「自己学習方略」などのテーマをもっていたことを

明らかにしました．こうしたテーマを抱える卒後2年目の看護師が負担なく，自身の臨床判断に自信がもてるようになるためには，他者との対話により実践を振り返りつつ，成長実感をもてるような場を，リフレクションする機会として確保できれば，高度な専門的知識，技術の獲得が促進できる可能性があります．

　したがって，1人ひとりの患者の状況についてアセスメントし，臨床判断し，看護介入ができるように，その看護実践の場で実践を振り返り，指導するという目的がOJTの課題そのものです．医療が急速に進歩し，入院期間も短縮される一方で，臨床現場は多忙で，複雑になっています．その看護実践の中で，看護師の力量形成をいかに行うのか，特に新人看護師への指導をプリセプターだけに頼るのではなく，OJTを充実させることが課題となっています．

4　成人学習理論と看護継続教育

　前節の先行研究の検討により，看護師のOJTにリフレクションが有効であるという示唆を得ました．そこで本節では，リフレクションという行為について，成人学習理論の観点から詳細な検討を試みます．特に，成人学習理論を看護継続教育との関係に焦点をあて，成人学習者ある看護師の学習につながる「経験」について考察します．

　アメリカでは，1973年に，『CONTINUING NURSING　EDUCATION』（Signe and May）が出版され，1983年に，壁島らにより『看護継続教育』というタイトルで翻訳され，日本に紹介されました[44]．この文献では，看護師の継続教育の理念として成人教育の目的をあげ，「いかなる継続教育の理念も個々の学習者に焦点をあて，自己主導型学習（self-directed learning）の概念に基礎をおいています．自分自身で学習を方向づけるということが成人の権利と責任であり，このことが継続教育の本質なのである」と述べており，成人教育の目的，看護継続教育との関連についても詳細に説明されています[45]．この文献に見られるように，1970年代からすでに看護継続教育における成人教育に基盤のあるアメリカと，2000年頃にそれが導入された日本とでは，成人教育に対する見方には大きな隔たりがあります．

　日本でも看護師の継続教育に対して関心はもたれ，生涯学習の必要性は早期より論じられていました．しかし，成人学習に関する記述は，日本看護協会（2012）の「継続教育の基準ver.2」まで，1〜2件でほとんど見あたりませんでした（鈴木，2013）[46]．基準の中には，「生涯学習を支

援する教育理念」「生涯学習についての基本的な考え方」などが提示され，具体的には，「教育計画の立案・実施・評価には，成人学習者の特徴と教育方法が用いられる」と記載され，「成人学習者」という言葉が，看護継続教育の領域に初めて用いられ，成人教育の考え方が本格的に導入され始めました[47]．すなわち2000年代以降に継続教育に成人教育，成人学習者に関する理論が，看護職の教育に必要な知識であることが明示されたのです．

　ここで注目しておきたいのは，日本に先行していたアメリカの成人学習理論です．ノールズ（Knowles，1913〜1997）は，デューイ，リンデマンの影響を受け，成人学習のモデルとしてのアンドラゴジー・モデル[注1]を提示しました．

　アンドラゴジー・モデルでは成人の学習について，①知る必要性，成人は何かを学び始める前に，なぜそれを学ばねばならないのかを知る必要がある，②学習者の自己概念，成人は自分自身の決定や自分自身の生活に対して責任をもつという自己概念を有している，③学習者の経験が，学習の重要な資源となる，④学習へのレディネスは，現実の課題，問題への対処が中心となる，⑤学習の方向づけは，課題達成であり，生活中心となる，⑥動機づけ要因は，外的なものよりも内的なものが有力であるとされています（Knowles，1990=2013）[48]．

　ノールズがアンドラゴジー論を唱える際に依拠した1人であるデューイ（Dewey，1938=2004）は「すべての本物の教育は経験を通して生まれる」と述べる一方で，「すべての経験がたえず広がり深まりゆく経験の成長に導く」わけではなく，実際の経験について「いくつかの経験は間違った教育をしてしまう．そうした経験はゆがめられて成長し，さらなる経験の範囲を狭め，決まりきった型ややり方に人をはめ込む．」とも主張しています[49]．

　また，デューイは，経験の継続性と相互作用の原則について，次のように述べています．「経験は，単独で存在するものではなく，その経験の前の過去の経験と関連し，その経験の後では，未来の経験ともつながるという継続性があり，経験は1人ひとりと環境を構成するものとの間に存在し，生じ，相互に交流するものである」．彼は，経験の相互作用と関連し学習を促進する状況が鍵であるとして，「友好的で快適な雰囲気をつくり，正しい学習資源を提示し，学習者の過去と未来の経験につなげることは，成人が経験から学ぶことを支援する時に重要になる」とも述べています[50]．

　経験からの学びについて，デューイは，「人は学習する上でただ経験するだけはではなく，その経験全体を振り返り，自己の行動，思考を言語化し，その時の判断について再度考え（reflect），その意味づけをす

注1
アンドラゴジー・モデル：ノールズのアンドラゴジー論の柱は，その年代と著作に応じて4つから（初版1973）6つに変化（第3版1984）している．常に学習者と関わる中で探究していたことがわかります．

ることで，自己の学びとなる」としています[51]．ここからわかるのは，
経験から学ぶためにリフレクションが重要な役割を果たしているという
ことです．今日，教育の場で重視されているリフレクションは，デュー
イによって，その理論の基盤が創られたと言えるでしょう．

　早川（1994）によれば，デューイの中心となる教育哲学は，次の4点
があります．

①デューイにとって，教育の目的とは＜生涯成長（life-long
　growth)＞，すなわち生涯にわたるたえざる成長であり，成長の
　理想について考えると，教育はたえざる経験の再組織あるいは再構
　築であるという考えに帰着します．
②デューイによれば，生涯成長を可能にするのが，反省的思考
　（reflective thinking)とも呼ばれる「探求」です．反省的思考とは，
　我々の経験の中の知性的要素を明晰にすることであり，曖昧で不明
　確な経験をより知性的な経験へと変容する手段です．
③デューイの「社会的探究理論」は，人間と人間とが相互に関わりあ
　る状況（人間関係的，社会的状況）の中から生じる諸問題に対処し
　ようとする包括的な人間的アプローチであり，その過程では，種々
　な局面で多様な協働関係が必要とされます．
④社会的探究における協働探求者にとって，また専門的教育者として
　も，「共感的能力」が必要であり同時に，対話的能力も必要です．
　共感と対話という間主観的な感情と理性は，協働探求者が生涯にわ
　たって自己と他者との相互の意味体系を豊かにしていくためには欠
　かせないものです[52]．

このデューイの反省的思考がリフレクションです．経験から学ぶため
には，ただ経験するだけでなく，専門的教育者である協働探究者の共感
的能力，対話的能力によって反省的思考が促進されます．

　また，看護継続教育の基盤となる成人期の学習理論について，メリア
ムとカファレラ（Merriam and Caffarella, 1999）によれば，学習理論には，
行動主義，認知主義，人間中心主義，社会的学習，構成主義の5つの立
場があります[53]．彼らはその中で，看護師は，これまでの学習経験から，
気がつかないうちに，行動主義の考え方に偏っている傾向があるとその
問題を指摘しています．

　すなわち，看護継続教育の基盤となる成人学習理論を，ノールズのア
ンゴラゴジー論の6つの特徴と短絡的に捉えるのではなく，メリアムら
の指摘する学習理論を踏まえて再検討する必要があります．成人学習を
支援する看護継続教育では，成人の多様性，経験からの意味の構成，個
人による現実の内的構成，教師の役割が支援者に求められ，さらに学習
者と意味づくりを支援し調整することが必要となります．

次に，デューイの影響を受け，専門職教育について新たな提言を出した，ショーンの省察的実践について検討を行います．

5　ショーンの省察的実践家

　ショーン（Schön, 1930〜1997）は教師や看護師のような複雑で不確定な状況の中で実践を展開する専門家を「省察的実践家（reflective practitioner）」と呼び，専門職教育は，専門的な知識，技術の習得だけでなく，専門家として多様で複雑な変化の著しい現場で経験し実践する中で，あるいは実践の後で，その経験を振り返って考えその課題を解決していく姿であると提言しました[54]．この省察的実践家とはいかなることを示すのでしょうか．

　ショーンは，これまでの熟達した専門家は，問題が発生した時に，これまでの知識，技術のチェックリストに沿って判断し，それに合わない場合は，ルールの確認からアウトプットのチェックに直線に進み，対象者の思考のプロセスに関わる情報に接することがあっても関心が寄せられずにブラックボックスは放置されると柳沢（2011）は述べています[55]．さらに，この点についてショーンは具体的に「もっと悪いことに，対人援助のプロフェッショナルの中には，援助に抵抗するようなクライアントを排除し，彼らに『問題のあるテナント』『反抗的な子ども』というレッテル貼りをするかもしれない．このような戦略はすべて，次のような危険をもたらしています．つまり，状況を見誤り，状況を操作して，標準のモデルや技術に対する信頼感を維持したいという実践者の関心に貢献してしまう」とも述べています[56]．

　一方，省察的実践家の問いは，行動の脈絡を追い，その背後にある思考と意味を探ろうとして反復を重ねるものです．行為のプロセスとその意味への問い・探求がそこでは中心におかれます．ショーンは，子どもの行動を観察する教師の活動から，最初は，教員の指示が理解できないコミュニケーションの問題は子どもの側にあるという見方でしたが，別のグループでは，子どものつまずきの理由を「それなりの理由があるだろうね」という捉え方をして，その行動のもつ意味を発見しようと努力していたことを発見しました．そしてこれを省察的な実践家の見方として提示しています[57]．

　さらにショーンは，実践者は，不確かで，独自の状況におかれ，その中で驚きや困惑，混乱を経験していると言います．実践者は目の前の現象を省察し，さらに，現象を捉える際の理解について，つまり自分の行

動の中に暗黙のままになっている理解についても省察を重ねます．これによって，現象についての新しい理解および状況の変化の2つを生み出そうとする，と述べています[58]．

　こうしたショーンの専門職に対する提言は，専門職教育を目指していた看護教育に大きな影響を与え，パルーマーら（Palmer et al, 1994）は，『Reflective Practice in Nursing』を1994年に出版し，その中で看護実践におけるリフレクションの意義について述べました[59]．リフレクションは当初，学生の実習指導に導入され，次第に看護師の継続教育に活用されるようになりました．

　ところで，日本の看護教育に2000年代から注目していた三輪（2008）は，看護師に対し「教育への熱心な姿勢はあるが，その学び方，理解の仕方の枠組みが技術的合理性の観点での学びにとどまっている」という指摘をしています[60]．彼が注目したのがショーンの専門職における「技術的合理性」への過度な信頼性への批判です．

　ショーンは，技術的合理性について，看護学とは指摘していないものの，遅れてきたマイナーな学問は，医学の技術的合理性のモデルに影響を受け，専門職になろうと急ぐあまり，「プロフェッショナルの活動を成り立たせているのは，科学の理論や技術を厳密にする，道具的問題解決という考え方である」に捉われていると述べています[61]．看護実践のリフレクションの場で，コミュニケーションが難しいクライアントとの関わりについても，ショーンの指摘する通り，道具的な問題解決を求めるという結果になり，根本的な解決に至らないため，次々と新しい方策を求めるという結果に至っていると三輪も批判しています．彼は，看護実践の現場では，複雑性，不確実性，不安定性，独自性，価値観の衝突などの発生があり，プロフェッショナルに多くの課題があることを指摘しています．その中で看護師が力量形成をするためには「技術的合理性」による解決だけでは対応することができないであろうと述べています[62]．

　ショーンは，マイナーな専門的職業の実践者は「ぬかるんだ低地」を選択することが多く「乱雑ではあるがきわめて重要な問題に意識的に関わっている」といいます．探索方法として彼らは「経験や試行錯誤について，直観や混乱について語る」とする，一見すると実践者を批判的に見ているようですが，ショーンはこれこそが看護実践の場にいる看護師の姿であり，行為の中の省察，行為の後の省察によって，実践の認識論を発展させ，問題解決は省察的な探求というより広い文脈の中で行われるようになると述べています[63]．

　その後，中原・中村（2018）は，ショーンについて，高度に科学技術が発達し，専門化が進んでいく現代社会では，「不確実性」が増し，解決すべき問題は，「所与」のものではなくなります．つまり，何を解くか，

何を行うかは，誰かが教えてくれるものではなく，変化の激しい時代の動きを読み取り，自分で「決めなければならない」ものになってきています．さらに，正しく問題を発見し，設定することのほうが，解決することよりも重要になります．その問題を考えるためには，自分のやっていることを省察的に捉えること，すなわち，振り返ることやリフレクティブな認知能力を高めておくことが不可欠であると述べ，改めてショーンの重要性を指摘しています[64]．

　ショーンは，省察的実践家は，複雑で不確かである実践状況に自ら入り込み「状況との省察的な対話」を通して，具体的な状況に即した難題に取り組む実践家であると述べています[65]．

　これは，実践家が行為中に経験で培われた知識（実践知）と思考を巡らして状況の意味を探り，問題の本質を見極めながらその解決法をデザインしていくプロセスであり，行為の中でのリフレクションだけでなく，行為の後で，その状況から離れたところで行われる事後的な振り返りであり，自分自身の問題状況への取り組みを問い直し，批評する営みです．

　専門職の成人学習理論でアメリカに遅れをとっていた日本では，三輪をはじめ，中原・中村らのショーンの省察的実践に関する理論の注目により，複雑で，不確実な実践の「ぬかるんだ低地」にいる看護職の，実践者のリフレクションを支援する理論的基礎を得ることになりました．

第2回　『Trial & Error』

　第1回のお試しのリフレクションを実施してみて，いかがでしたか．「これが看護！」と感じた出来事について，リフレクションをした後で，
　①リフレクションを行った方の感想を聞いてみましょう．
　②リフレクションに参加して，その話を聞いた方の感想を話し合ってみましょう．
　＊よかったこと，気づいたこと，思い出したことはありましたか．

引用文献

1) Nightingale, F.（1860）：Notes on Nursing：What It Is, and What It Is Not, New edition, revised and enlarged, Pall Mall Bookseller to the Queen, London（湯槇ます，薄井担子，小玉香津子，他（1968，1973，2019）：看護覚え書─看護であること 看護でないこと，初版，第2版，第7版，現代社，東京）

2) 前掲書1），229-243

3) Kim, H.S.（2000）：The Nature of Theoretical Thinking in Nursing Second Edition, Springer Publishing Company, New York（上鶴重美 監訳（2003）：看護学における理論思考の本質，39,41-49，166，167，168-170，日本看護協会出版会，東京）

4) 前掲書3）

5) 前掲書3）

6) Chinn, P.L., Kramer, M.K.（1997）：Theory and Nursing A Systematic Approach, 4th Edition, Mosby-Year Book,

St. Louis（白石聡 監訳（2006）：看護理論とは何か，38-41，167，医学書院，東京）

7）前掲書1）

8）Roy, C.（1976）：Introduction to adaptation model, Englewood Cliffs, PrenticeHall, New Jersey（松木光子 監訳（1981）：ロイ看護論―適応モデル序説，メヂカルフレンド社，東京）

9）前掲書1）

10）Hale, K., George, J.（1980）：Nursing theories：The Base for professional practice, Prentice-Hall, New Jersey（南裕子，野嶋佐由美 訳（1982）：看護理論集―看護過程に焦点をあてて，日本看護協会出版会，東京）

11）Newman, M.A.（1990）：マーガレット・ニューマン看護論―拡張する意識としての健康（手島恵 訳（1995）：医学書院，東京）

12）Johnson, D.（1993），TomeyM.A（2002），都留伸子 監訳（2004）：看護理論家とその業績，医学書院，東京

13）前掲書6），41-49

14）前掲書6），50-51

15）Wiedenbach, E.（1964）：Clinical nursing A helping art, Springer, New York（外口玉子，池田明子 訳（1969）：臨床看護の本質―患者援助の技術，現代社，東京）

16）Watson, J.（1964）：ワトソン看護論―ヒューマンケアリングの科学，第2版，医学書院，東京

17）日本看護協会 監修（2006）：新版看護者の基本的責務―定義・概念/基本法/倫理，6，日本看護協会出版会，東京

18）前掲書6），36-37

19）前掲書1）

20）前掲書3），165

21）Argyris, C., Schön, D.（1974）：Theory in Practice：Increasing Professional Effectiveness, Jossey-Bess, San Francisco

22）前掲書6），167

23）Benner, P., Hooper P.K., Stannard, D.（2011）：Clinical Wisdom and Interventions in Acute and Critical Care：A Thinking-In-Action Approach Second Edition, Springer Publishing Company, New York（井上智子 監訳（2012）：ベナー看護ケアの臨床知―行動しつつ考えること，873，918，医学書院，東京）

24）前掲書23），871-876

25）前掲書3），168-170

26）保健師助産師看護師法第5条

27）Lave, J., Wenger, E.（1991）：Situated learning：Legitimate peripheral participation, Cambridge University Press, New York（佐伯胖 訳（1993）：状況に埋め込まれた学習―正統的周辺参加，産業図書，東京）

28）前掲書23），873

29）小山眞理子（2002）：看護教育，和田攻，他編，看護学大辞典，516-517，医学書院，東京

30）日本看護協会（2012）：継続教育の基準ver.2（2020年10月30日閲覧，https://www.nurse.or.jp/nursing/education/keizoku/pdf/keizoku-ver2.pdf）

31）グレッグ美鈴，池西悦子 編（2009）：看護教育学―看護を学ぶ自分と向き合う，2，南江堂，東京

32）中原淳 編著（2012）：職場学習の探求，1-2，3，生産性出版，東京，

33）前掲書32）

34）佐伯悦彦，中村康則，向後千春（2017）：救急医療現場における看護OJT指導者の成長プロセス，日本教育工学会論文誌，41（Spppl），49-52

35）鄭佳紅（2009）：OJTによる看護師の技能とその伝承―指導・育成能力と報告・連絡・情報共有能力に焦点を当てて，日本ヒューマンケア科学学会誌，2（1），31-40

36）前掲書32）

37）和住淑子，大室律子，佐藤真由美，他（2010）：新人看護師のプリセプターを支援する者に必要な能力と資質に関する全国調査―プリセプター支援者の背景によるちがいに焦点を当てて，千葉大学看護学部紀要，32，1-8

38）厚生労働省（2011）：新人看護職員研修ガイドライン 改訂版（2020年12月25日閲覧，https://www.mhlw.go.jp/file/06-

Seisakujouhou-10800000-Iseikyoku/0000049466_1.pdf#)

39）橋本麻由里（2009）：ケースカンファレンスがOJTとして人材育成に果たす意味，日本看護管理学会誌，12（2），53-63

40）安部陽子（1994）：今一度カンファレンスの実態を見直す，看護実践の科学，24（5），18-21

41）湊智子，柏木幸子（1994）：カンファレンスを看護チームの中でどう位置づけるのか，看護実践の科学，119（13），24-29

42）鈴木洋子，河津芳子（2019）：卒後2年目の看護師のリアリティショック，日本看護研究学会誌，41（1），45-47

43）明神哲也，福田美和子，岡部春香，他（2018）：クリティカルケア領域に勤務する卒後2年目初期の看護師の実践に対する認識，日本クリティカルケア看護学会誌，14，113-123

44）Cooper, S.S., Hornback, M.S.（1973）：CONTINUING NURSING EDUCATION, McGraw-Hill, Wisconsin（壁島あや子，野村かず，栗屋典子，他訳（1983）：看護継続教育，59-67，医学書院，東京）

45）前掲書44）

46）鈴木康美（2013）：わが国の看護と医療の領域における成人教育・成人学習に関する文献考察，お茶の水女子大学大学院人間文化創成科学研究科人間文化創成科学論叢，15，211-219

47）前掲書30）

48）Knowles, M.S.（1990）：Adult Learner：A Neglected Species, 4th Ed, Galf Publishing Company, Texas（堀薫夫，三輪建二 訳（2013）：成人学習者とは何か―見過ごされた人たち，70-77，鳳書房，東京）

49）Dewey, J.（1938）：Experience and Education, The Macmillan Company, New York（市村尚久 訳（2004）：経験と教育，27-41，講談社，東京）

50）前掲書49），42-76

51）前掲書49），143

52）早川操（1994）：デューイの探求教育哲学，1-18，名古屋大学出版会，愛知

53）Merriam, S.B., Caffarella, R.S.（1999）：LEARNING IN ADULRHOOD：A Comprehensive Guide, John Wiley and Sons, New Jersey（立田慶裕，三輪建二 監訳（2009）成人期の学習―理論と実践，262-292,265，268，273，294-314,鳳書房，東京）

54）Schön, D.A.（1983）：The Reflective Practitioner：How Professionals Think in Action, Basic Books, New York（柳沢昌一，三輪建二 監訳（2007）：省察的実践とは何か―プロフェッショナルの行為と思考，21-38，38-56，147-152，305-325，408，鳳書房，東京）

55）柳沢昌一（2011）：実践と省察の組織化としての教育実践研究，教育学研究，78（4），89-104

56）前掲書54），45

57）前掲書54），69-70

58）前掲書54），70-71

59）Palmer, A., Burns, S., Bulman C.（1994）：Reflective Practice in Nursing, Blackwell Publishing, Oxford

60）三輪建二（2008）：省察的実践者としての看護師とは―実践と省察のサイクル，看護教育，49（5），402-406

61）前掲書54），21-38

62）前掲書60）

63）前掲書54），38-56

64）中原淳，中村和彦（2018）：組織開発の探求―理論に学び，実践に活かす，74-83，81，146-147，ダイヤモンド社，東京

65）前掲書54），317

第3章

看護とリフレクションの先行研究，リフレクションの支援に関連する理論

　看護とリフレクションの先行研究，さらにリフレクションを深める支援に関連した理論として，ポジティブ心理学，学習する組織について，基盤となる知識をわかりやすく解説します．

1　看護とリフレクションに関する先行研究

　第2章で解説をしたショーンの理論は，2000年頃から，看護領域でも注目されるようになりました．教育界から注目されてきたリフレクションが，看護教育においてこそ必要があり，近田（2001）は「当初，看護学生に焦点があてられていたが，それ以上に成長し続ける職業人であるためにあるということで，看護教員，看護師のリフレクションの状況を解明すべきである」と論じています[1]．この雑誌の特集では，太田（2001）が看護教員の成長を促すリフレクションの紹介を[2]，池西（2001）は看護学生の学習過程について探求しています[3]．

　さらに，本田（2001）は，看護におけるリフレクションに関する文献的考察の中で，ショーンの理論を詳細に紹介し[4]，2002年にはショーンの理論で看護の具体的事象で検討しました．病棟での患者と看護師との関わりを参加観察し，さらにその場面について半構造化面接を実施しました．論文では3つの事例，患者との関わりがうまくできなかった場合，途中までは関わったが最終的に解決に至らなかった場合，患者との深い対話ができた場合について検討しました．その結果，本田は，この理論が看護実践という常に変化している現象の中で，看護職者の学びとそれによってもたらされる成長の過程を動的に捉え，他者との相互作用の中で広がり深まるものとして，看護実践を通した学びがあると述べています[5]．

　2005年には田村が，『看護における反省的実践 第2版（Reflective Practice in Nursing2/E）』（Burns and Bulman, 2000=2005）[6] 翻訳をしたこと，さらに，柳沢・三輪がショーンの『省察的実践とは何か（The Reflective Practitioner）』（2007）[7] を翻訳したことで，日本の看護界にリフレクションは拡散し，浸透しました．

　バルマンら（Bulman and Schutz, 2013=2014）は，看護におけるリフレクションとは，経験から学び，「自身」を批判的に見つめ，実践の中で「考えが変化」し「よりよく行う」ためのプロフェッショナルな動機づけにつながっていると定義しています[8]．

　先行研究では，最初は学生指導，授業リフレクションに関する研究報告が多く見られました．たとえば，中田ら（2004）の基礎実習におけるリフレクティブジャーナルを活用した教師と学生との対話の意義に関す

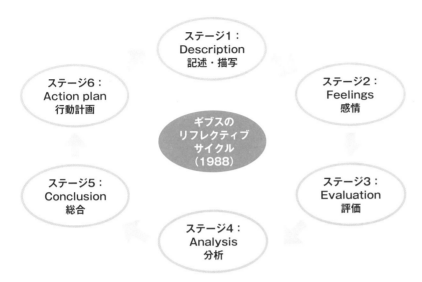

図1　ギブスのリフレクティブサイクル[13]

る検討を行い，対話により学生の実践的思考能力の育成を促進したと論
じました[9]．前川ら（2010）は，看護学生と看護教員との語りによる看
護学実習における「教える‐学ぶ」の相互行為，教員の語りを記述的に
分析しています[10]．

　田村ら（2008）[11] は，日本における，看護領域のリフレクションの第
一人者となり，基盤としての理論を紹介しました．さらに日本での実践
的な方法を提示し，その中で，バーンズらが推奨したギブスのリフレク
ティブサイクルを紹介し，方法論として，提唱しました[12]．このサイク
ルは，本来は，体験学習を深めるための学習ツールとして，教育学者の
ギブス（Gibbs, 1988）が開発したものでしたが，看護の研究者によって，
リフレクションの研究用に改善され，現在は，**図1**のギブスのリフレク
ティブサイクルになっています．

　ギブスは，リフレクションを行う際に，次の6つの段階を経ると説明
しています．すなわち，ステージ1の記述・描写（Description）では，
リフレクションしたい内容を記述したり語ることから，始めるとしてい
ます．内容はその出来事がどこで起こったのか，誰がいたのか，何をし
たのか，結果はどうなったのかなどです．ステージ2感情（Feelings）で
は，ステージ1で表面化せず，内面で起こっていたこと，つまり「自分
自身に問いかけてみること」で自分にいかなる感情で起こったかを振り
返ります．ステージ3評価（Evaluation）は，何がよくて何がよくなかっ
たのかを自分自身に問いかけます．良し悪しだけではなく，そこに起こっ
た価値や重要性を考えます．ステージ4分析（Analysis）では，取り上
げた状況を要素に分解し，探求します．ステージ5総合（Conclusion）は，
自分の判断をもとにステージ3とは違うものを見出し，自己の成長や他

者の行動がどう影響し，寄与しているかを探求します．ステージ6行動計画（Action plan）では，再び同じような状況に出会ったとき，どうするかを自分自身に問いかけます．将来の行動を予測することで，一連のサイクルを終えるとともに，他の出来事の最初の段階に移行します[14]．

　田村の努力もあり，ギブスのリフレクティブサイクルが活用されるなどの方法が，看護師を対象としたリフレクションが継続教育として，研修会などにも活用されるようになりました．看護領域ではコルブの経験学習，田村らはギブスのリフレクティブサイクルを推奨しています．しかし，リフレクションの方法には，様々な理論があります．ここでは，初心者でも活用しやすい教育学者であるコルトハーヘンのALACTモデル（**図2**）を紹介します．

　コルトハーヘン（Korthagen, 2001）は，教師教育の実習生への指導，同僚とのリフレクション，さらに，自分自身で授業をリフレクションする，成長しつづける能力を身につけることを目的として，ALACTモデルを開発しました[15]．彼は，教育実習生に対する支援として，理論と実践をつなぐためにリフレクションを提唱しています．教育学であり，看護学と異なる点もありますが，教育実習への指導では，教育実習生の前には生徒がいます．つまり，看護学生，看護師の前に患者，家族がいるのと同様の状況になると考えることができます．生徒の年齢は同じかもしれませんが，性格も社会背景も多様です．看護ではさらに，年齢も疾患もその段階も多様で複雑です．その対象に合わせて，教育，あるいは看護を実践すること，多様な対象に合わせて考え，それぞれの教育，看護を実践することは容易ではありません．だからこそ，実践をした後で，何を観察し，判断し，どのような介入をしたのかを振り返って，検討することが重要となります．

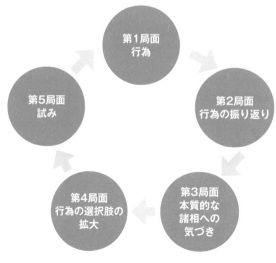

図2　コルトハーヘンのALACTモデル[15]

①第1局面　Action：行為

　自分自身と相手との具体的な行動，発言．

②第2局面　Looking back on the action：行為の振り返り

　その行為について，どのような感情，考えをもったりしたのか．文脈に沿って，具体的に話します．

　コルトハーヘンは，このモデルを活用する時に，第2局面における援助として，8つの質問をあげています（**表1**）[16]．出来事について，さらに深く考える援助は，容易ではありません．この8つの質問は，1と5は要望，2と6は行為，3と8は思考，4と8は感情を示しています．つまりこの8つの質問によって，表層に見えている要望と行為のさらに，中にある思考，感情などを振り返ることで，その違いや本当の気持ちなどに気づくことになります．

　この8つの質問は，マニュアルではなく，目安として活用されることを勧めます．まず自分自身の考え，行動，感情，大切にしていることが表現されているか．次に文脈で対象となる患者・家族・看護師などの行動，考え，感情，大切にしていることはどうなっていたかを確認する目安になります．その視点があると，自分自身と対象者とのずれに気づくことができます．これが，氷山モデルによるリフレクションです．氷山の水面上に見えている部分は少なくても，実は水深には大きな塊があります（**図3**）[17]．

　この8つの質問によって，氷山の奥にある自分自身，相手に対する新たな気づきを得る，次の第3の局面に進めることができます．

③第3局面　Awareness of essential aspects：本質的な諸相への気づき

　その感情や考えがなぜ出てきたのか，さらに考えることで，自分自身についても，相手についても新たな気づきが生まれます．

④第4局面　Creating alternative methods of action：行為の選択肢の拡大

　①〜③を通して，もう一度考えた時，気づきから，新たな行為の選択を考えます．

表1　ALACTモデルにおける第2局面で有効な具体化のための質問[16]

0：文脈はどのようなものでしたか？	
1．あなたは何をしたかったのですか？	5．相手は何をしたかったのですか？
2．あなたは何をしたのですか？	6．相手は何をしたのですか？
3．あなたは，何を考えていたのですか？	7．相手は，何を考えていたのですか？
4．あなたは，どう感じたのですか？	8．相手は，どう感じたのですか？

⑤第5局面　Ｔrial：試み
　新たな選択肢を実際に，使ってみます．

　看護職がリフレクションをすることで，臨床経験を通じて看護知識
を構築する機会を提供したり，臨床判断を展開したり，強力なコミュニ
ケーションスキルを促進し，共同作業を構築し，クライアントのケアを
改善するなどの成果があり，看護実践の経験から看護師が学び，成長
を示す報告が増加しました．たとえば，東（2009）は事例研究的に看護
師のリフレクションを行い，日常生活援助の価値を再検討したり，手術
前後のケアなどを検証しています[18]．青木（2014）は，対話的なグルー
プ・リフレクションによって，【リラックスした自由な対話】【承認され
自己に気づくことによる気持ちの変化】などの効果とともに，課題とし
て，状況によっては参加者間での衝突や妥協が生じる可能性やファシリ
テーター機能を充実する必要性を示唆しました[19]．ジョーンズ（Johns,
2017）も看護師1人ひとりの看護実践の経験についての報告し，いかに
して省察的実践家になるか事例で提示しています[20]．
　一方，藤井・田村（2008）のリフレクション研究の動向の整理によれば，
1983〜2007年の研究報告は，67件であり徐々に増加したとされています．
この時期は，看護学生や看護教員，授業を対象としたものが6割以上を
占め，臨床の看護師，実習指導者を対象としたものは少なく，特にリフ
レクションを深めるためのファシリテーターの育成が課題であると述べ
ています[21]．また，新垣ら（2015）のリフレクションの効果に焦点を絞っ
た研究動向の検討においても，リフレクションを促す対話について，他

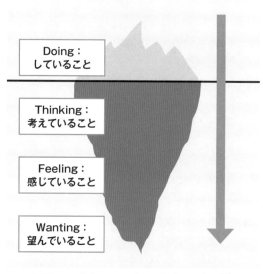

図3　コルトハーヘンの氷山モデル[17]

者を意識し相互の視点を借り合うことで，新たな視点を得て，自己と他者を見つめ直すプロセスになるという，その効果も数多く報告されていました．しかし，上司との対話に関わる研究ついては，看護管理者がリフレクティブであることが影響することや，上司による看護師が話しやすい環境設定を行うことの重要性を指摘しています[22]．

　すなわち，複雑で多様な看護実践の状況の中で，看護師も多様な経験をし，その経験から看護師は多くのことを学んでいるという研究の一定の成果は蓄積されていると言えます．成人学習者である看護師が成長するのは，最新の医療の知識，技術の研修だけではなく，職場での看護実践の経験が成長に結びついていることは明らかになっています．しかし，経験から学ぶためには，リフレクションの支援者が誰であるかということ，そしてその者といかなる関わりが必要であるかについて課題が残されています．

　メリアムら（Merriam and Caffarella, 1999=2005）は学習における経験の役割は明らかになってきており，それがかなり複雑なプロセスであることを指摘しています．学習者1人ひとりが自分自身の経験を振り返り，そこから学ぶことは重要であるものの，学習者が文脈上の要因を理解するのを助けることの重要性，経験がこれらの要素によっていかに規定させるかが十分解明されておらず，それらを，「偶然のまま放っておく」わけにはいかないと述べています[23]．

　そこで，次の段階として，リフレクションを継続し，その質を向上させるためには，リフレクションの支援者の充実に眼を向ける必要があります．これまでのように，リフレクションを看護師が単独で行ったり，研究者の支援に頼るだけでなく，前述の青木，藤井らの課題提起にあるように，看護実践のリフレクションにおいては，何らかの支援者の必要性が示唆されたと言えます．次項ではこのリフレクションの支援について検討を加えます．

2　看護実践のリフレクションの支援

　前項で述べたように，リフレクションは看護実践の経験を丁寧に振り返り，その意味づけをすることです．方法として，リフレクティブジャーナルなどを使って，経験を1人で振り返ることもできますが，表面的になりやすいです．特に看護実践のように複雑で多様な経験では，支援者と共に語り，対話をすることで深いものになり，その出来事の中で，他者との相互関係，自分の本質的な部分について考え，気づくこともでき，

それが意味づけになります[24].

　看護領域でのリフレクション導入初期は，看護学生を対象とした個人のライティングによる研究が多く見られましたが，徐々に，対話によるグループ・リフレクションの効果の報告が増えました．小山田（2007）は，中堅看護師の能力開発にナラティブを用いた内省プログラムが教育的効果を上げるための条件として，信頼関係に基づく他者との対話と，自己の価値観や前提に関する内省を促す仕組みが必要であると述べています[25].

　しかし，リフレクションの支援は，研究者が支援者になっていることが多く，リフレクションの支援，支援者の育成に関する研究は端緒に就いたばかりです．たとえば，奥田（2012）は，少人数の看護師に対する対話リフレクションによる臨床看護師の学びの構成要素と，学びを促進する支援者の関わりによって，リフレクションの内容が変わることをメジローの（Mezirow，2010=2012）の変容理論に沿って説明しました[26].省察の変容レベルには，「内容の省察」「プロセスの省察」「問題の想定の省察」の3段階があり，表面的なものから問題の前提を問う深いものがあります．

　すなわち，支援者の関わりによる影響は大きく，リフレクションが深まると，対象者は自分自身の前提，価値観に気づき，深い学びを得ることになります．たとえば，神原（2014）は，新人看護師への成長支援として，リフレクションの活用，効果について，支援者，新人看護師などのそれぞれの立場から調査しました．その結果，新人看護師への支援として，看護技術の習得への道筋，その意味づけにリフレクションが活用されていました[27].また，武藤・前田（2018）は，新人看護師へのリフレクションの支援として，プリセプターの問いかけを分析した結果，「確認型」「引き出し型」「詰問型」の3つを抽出しました[28].しかし，両者の研究は，リフレクションの支援の経験が少ないプリセプターに限定されており，よりリフレクションの支援が困難な中堅看護師は対象者に含まれていません．

　飯岡ら（2019）は，End-of-Life Careの実践を支援するリフレクションプログラムを開発し，ギブスのリフレクティブサイクルによるプログラムと，コルブの経験学習サイクルによるプログラムの効果を比較検討しました．その結果，リフレクションの効果は両者とも高く，有意な差はなく，支援者の力量に大きく依存することが明らかになり，その支援者の育成が課題となりました[29].

　新田ら（2019）は，リフレクションを支援する看護師の方略に関する研究として，【専門職者として認める】【見極めながら体験を語らしめる】【現象を再構成する】【行動に導く】【向き合わせる】【枠を創る】【自分を整える】という7つの方略を出しています．対象者は師長，専門看護

師などであり，内容は対象者がリフレクションを過去に活用したと思われる場面を振り返る半構造化面接で実施しました．看護実践に関わる内容ではありますが，その内容はインシデント，アクシデント，コンサルテーションなどとなっていました[30]．結果的には，専門的な力量が高い看護師の能力開発の1つと考えることはできますが，意図してリフレクションを実施した結果ではないこと，ほとんどの内容がインシデントに関連することなどから指導的な要因が含まれることになり，内容的には偏りがある可能性があります．

　リフレクションを深めるには他者との対話，支援者の存在が重要であり，今後，リフレクションを継続していくためには，リフレクションの支援者を育成することが鍵となります．前述の神原，武藤・前田らは，新人看護師の指導を主に行うプリセプターによる支援に焦点をあてています．新人看護師に対するリフレクションの支援は，看護実践のレベルとしても，初歩的な段階にあることや職場への組織化，専門職としての認識を促すことに主眼がおかれます．しかし，医療施設全体の看護実践能力の向上を図るためには，すべての看護職に対する支援を充実させる必要があります．

　小橋（2000）によれば，支援とは「何らかの意図をもった他者の行為に対する働きかけであり，その意図を理解しつつ，行為の質を維持・改善する一連のアクションのことをいい，最終的な他者のエンパワーメントをはかること」です[31]．一方，海外の文献でも，初期の研究はリフレクションのプロセスの要素を探求していましたが，次第にリフレクションのプロセスの検証から学習者のリフレクションを促進する教育者の検討へと関心が移行しています（Atkins and Kathy, 1993）[32]．リフレクションの成果を得るためには個人への支援，スーパーバイザーによる支援，さらに，組織的な支援の必要性が示唆されています[33]．

3　リフレクションの支援とポジティブ心理学の関係

　リフレクションの支援を検討するにあたり，リフレクションと感情について検討します．なぜならば，ボウドら（Boud et al, 1985）は，経験からの学習には学習者の感情も深く関連していると主張しているからです．彼らはコルブの経験学習サイクルに感情を加えた新たなモデルを提唱しました．そのモデルの特徴は経験に伴う感情を重視しており，彼らによれば「経験のあいだに呼び起こされた感情」を探求することが特に重要であり，具体的にはポジティブな感情を保ち，高める一方で，一

度沸き起こっても結局は脇におかれるネガティブな感情を通して私たちは活動する必要があると述べています[34]. つまり, リフレクティブな実践では知の分析と感情の分析の間に適切なバランスをとることが重要であることを意味します. ネガティブな感情に対処すると同時に, ポジティブな感情に焦点をあてることが重要です. メリアムとカファレラによれば, ボウドらの経験学習モデルは, 次のような構造になっています.

①経験に立ち戻り, 追体験をする.

②その経験に伴う感情に注意を向ける.

③経験を再評価する[35].

　他にも感情と行動との関連については, ゴールマン（Goleman, 1995＝1996）のEQ（Emotional Intelligence Quotient）が有名です. EQすなわち感情知能の研究において彼は, 職場の雰囲気, 笑いの感情によってやる気が出たりすることや負の感情による緊張感などを明らかにし, その際の職場でのリーダーの影響力などが鍵となると報告しています[36].

　経験を重視する学習論という点から見れば, 感情と行動, 言動は深く関連していることに注目する必要があるでしょう. リフレクションのプロセスのモデルでは感情について触れているものが多くあります. また, 看護実践ではその特性として様々な健康の段階にある人間の苦痛, 悲しみ, 喜びなどの場面に遭遇することが多いため, 援助する看護師自身の感情, 倫理観などが刺激されることがあります.

　すなわち, リフレクションの支援者は, リフレクションの支援をする際に, 対象者の感情の意味や影響などについて理解することが, 対話のスキルとして必要であると考えられます.

　近年では, リフレクションの支援のスキルであるコーチングの背景となる理論としてポジティブ心理学が注目されています. ポジティブ心理学は, セリグマン（Seligman, 1998）が1998年に提唱し「人間が最大限に機能するための科学的研究であり, 個人や共同体を繁栄させる要因の発見と促進を目指す学問」であると定義されています. そして,「容赦のない批判によって, 多くは防御するために自分の考えに固執するようになるか, さらにひどい場合には自分が無気力になることもある. 要するに批判によってでは私たちは変わらない. けれども, 自分自身について何が最高なのかを発見するとき, そして自分の強みをもっと活用する具体的な方法を理解するとき, 私たちは変わる」と述べています[37]. ポジティブ感情としては, たとえば, 幸せ, 喜び, 満足, 笑い, 愛などがあり, これらの感情と患者・医療との関連について, 改めて過去の研究を見直してみると, これまでも散見されていたことが明らかです. しかし, これまでの研究では, この点に焦点があてられて分析されてきませんでした.

　大竹（2006）によれば，フレドリクソンによる拡張－形成理論は，これまでのポジティブ心理学の理論とは違い，ポジティブ感情を経験することで，個人的な成長と発展に寄与し，長期にわたる効果をもたらすことが明らかになりました．そして，ポジティブ感情の機能について具体的に次の5つをあげています．

①ポジティブ感情は，私たちの思考と行動のレパートリーを拡張する．つまり，ポジティブ感情を経験している時，私たちは創造性が高まり，他者との関係にオープンになり，柔軟性が増して，寛容になる．

②ポジティブ感情は，ネガティブ感情を打ち消し，ネガティブ感情が長引くのを防ぐことができる．

③ポジティブ感情は，レジリエンス（回復力）を高め，ポジティブ感情は，問題に焦点をあて，解決を促進する．

④ポジティブ感情は，心理的な幅を広げる．

⑤ポジティブ感情は，上方へ向かう発展的スパイラルを引き起こす[38]．

　看護管理の領域においても手島（2014）は，ポジティブ・マネジメントを師長の能力開発，目標管理，看護補助者の支援などに活用する取り組みを報告しています[39]．

　以上のように，経験から学ぶリフレクションには，その経験の意味を分析する段階で，自身の感情，思考などが関連することが示唆されます．リフレクションのあり方を検討するうえで，今後は感情が行動にいかに影響するかなどの知見を含めたポジティブ心理学についての理解をリフレクションの支援者は深める必要があると考えます．

4　リフレクションと学習する組織との関連

　多様で複雑な看護実践の中で，看護職がいかに看護の質を維持・向上させるために，近年人材育成の施策として，院内教育にとどまらず，組織的に学習することに関心が高まっています．「学習する組織」については，経営学の領域では，センゲ（1990）[40]の著作があり，看護領域でも彼に対する関心が高くなっています（井部，2002）[41]．また，佐々木（2015）は，大学病院の病床再編の事業への取り組みに際し，看護部のスタッフへの関わり，指導などをセンゲの5つのディシプリンに沿って分析しています[42]．学習する組織の概念を看護管理に活用する取り組みが徐々に増えてきたものの，看護部の管理実践として報告されることが多く，看護実践のリフレクションに焦点化したものは見あたりません．

中村（2009）によれば，センゲは，リフレクションについて，デューイ，ショーン，アージリスの流れを汲んでいると言います．学習する組織という概念は，教育学と組織行動学の観点から組織と個人との関わりを研究していたアージリスによって，「学習と成長意思をもった人間に成長の機会を与えながら自らも学習し進化する組織」という基本的な考え方が提唱されたことによりもたらされました[43]．センゲはそれをさらに発展させ「学習する組織　5つの能力：The Fifth Discipline The art and Practice of Learning Organization」として著しました[44]．

　彼は，学習する組織には，5つのディシプリンが不可欠であり，個人の力量形成として，「自己実現マスタリー」「メンタル・モデル」があり，チームの発展として「共有ビジョン」「チーム学習」があり，組織と社会の発展として「システム思考」があります．彼は次に5つのディシプリンについて，以下のように説明しています．

①自己実現マスタリー

　個人が人生を創造的な仕事として受け止め，絶え間なく自己の能力を押し広げようとする継続的な成長に対する取り組みです．1人ひとりが継続的な学習をすることによって学習する組織は生まれます．

②メンタル・モデル

　私たちの心の中に固定化された暗黙のイメージやストーリー（仮説）のことです．私たちは普段それを意識していない場合が多いですが，人々あるいは組織が，現実をどう捉え，どう行動するかということに，メンタル・モデルは大きく影響しています．

③システム思考

　人間の営みをはじめ，あらゆる事物・事象を相互に関連し合った「システム」として捉える見方です．センゲはそのシステム的な見方を「単独，単体，部分ではなく相互関係を静止的な"断片"ではなく全体的な"変化"のパターンを捉えるための枠組み」であると説明しました．

④共有ビジョン

　組織のあらゆる人々が共通してもつ「私たちは何を創造したいのか」「自分たちはどうありたいのか」ということに関するビジョンです．

⑤チーム学習

　チームのメンバーが求める共通の成果を生み出すために，協働でチームの能力を伸ばしていくプロセスであり，それは＜共有ビジョン＞と＜自己実現マスタリー＞のアプローチに基づいています．（中略）チーム学習は対話を中心とした「共同思考」としての側面をもっています[45]．

　センゲは2006年の改訂版において，5つのディシプリンが3つの中核的な学習能力，すなわち「志の育成」「内省的な会話の展開」「複雑性の理解」を伸ばすアプローチを表しています．彼は組織の基本的な学習単位は仕

事チームであり，このチームの中核的な学習能力として「複雑性の理解」はシステム思考を，「内省的な会話の展開」はメンタル・モデルとダイアログによって行われます．「志の育成」は，自己実現マスタリーと共有ビジョンによって作られていることに気がついたと述べています[46]．

　日本の看護実践のリフレクションに関する先行研究を概観した結果，様々な段階にある看護師個人のリフレクションの効果，リフレクションの研修の効果に関するものが多く見られます．しかし，これまでの研修としてのリフレクションは一時的なもので継続性があるものは少なく，また，リフレクションを深化させるためには看護師個人にどのような支援が必要か，具体的な支援の方法，内容，さらに，支援を受けた看護師と支援者との相互の関連性についての研究はあまり見られません．一方の看護実践のリフレクションについて，看護師個人と組織の両者の関係の研究は，まだ注目されていない状況です．

　したがって，看護実践のリフレクションの支援について，支援者，支援を受ける看護師，看護部がいかに関連しているのか，その構造を明らかにする必要があります．それによりリフレクションの支援者の育成，さらに組織的な看護実践を考察する手がかりとなります．

　次の章では，看護実践のリフレクションの支援がどのように行われたのか，研究結果を報告します．

第3回　『Trial & Error』

　ポジティブ感情には，幸せ，喜び，満足，笑い，愛などがあります．周りの看護師の看護実践，患者との会話，対応などについて気をつけて観察しましょう．「Good Job」「ちょっといい話」などがあれば，ぜひ，その看護師に，ポジティブフィードバックをしてみましょう．あるいは，感謝の言葉でも，その強みについて承認する言葉がけをしてみましょう．

　相手の反応，あなた自身の気持ちはいかがでしたか．部署の新人看護師だけでなく，様々な看護師に，声をかけてみましょう．

引用文献

1) 近田敬子 (2001)：成長し続ける職業人であるために，Quality Nursing，7 (8)，4-6

2) 池西悦子 (2001)：看護学生の知識と行動の統合に向けての反省的思考に関する研究，Quality Nursing，7 (8)，27-32

3) 太田祐子 (2001)：看護教師の成長をもたらす対話的リフレクションの意味・意義，Quality Nursing，7 (8)，20-26

4) 本田多美枝 (2001)：看護における「リフレクション (reflection)」に関する文献的考察，Quality Nursing，7 (10)，53-59

5) 本田多美枝 (2003)：Schön理論に依拠した「反省的看護実践」の基礎的理論に関する研究―第二部　看護の具体的事象における基礎的理論の検討，日本看護学教育学会誌，13 (2)，17-33

6) Burns,S. , Bulman,C. (2000)：Reflective Practice in Nursing：The Growth of the Professional Practitioner，2/E，Blackwell Publishing，Oxford（田村由美，中田康夫，津田紀子 監訳 (2005)：看護における反省的実践―専門的プラクティショナーの成長，第2版，25-42，ゆみる出版，東京）

7）Schön, D.A.（1983）：The Reflective Practitioner：How Professionals Think in Action, Basic Books, New York（柳沢昌一, 三輪建二 監訳（2007）：省察的実践とは何か―プロフェッショナルの行為と思考, 21-38, 38-56, 147-152, 305-325, 408, 鳳書房, 東京）

8）Bulman, C., Schutz, S. eds.（2013）：Reflective Practice in Nursing Fifth Edition, John Wiley and Sons, Oxford（田村由美, 池西悦子, 津田紀子 監訳（2014）：看護における反省的実践, 原著第5版, 8, 19-23, 看護の科学社, 東京）

9）中田康夫, 田村由美, 澁谷幸, 他（2004）：看護学実習におけるリフレクティブジャーナル上での教師と学生の対話の意義, 神戸大学医学部保健学科紀要, 20, 77-83

10）前川幸子, 原田千鶴, 小幡光子, 他（2010）：看護学実習における「教え―学ぶ」の成り立ちに関する記述的研究―看護教員と看護学生の語りを中心に―, 甲南女子大学研究紀要 看護学・リハビリテーション学編, 4, 87-95

11）田村由美, 藤原由香, 中田康夫, 他（2002）：オックスフォード・ブルックス大学におけるリフレクションを活用した看護教育カリキュラムの背景と概要, Quality Nursing, 8（4）, 41-47

12）田村由美, 津田紀子（2008）：リフレクションとは何か―その基本的概念と看護・看護研究における意義, 看護研究, 41（3）, 171-181

13）前掲書12）

14）田村由美, 池西悦子（2015）：看護の教育・実践にいかすリフレクション―豊かな看護を拓く鍵, 50-51, 南江堂, 東京

15）Korthagen, F. A. J., eds.,（2001）：Linking Practice and Theory：The Pedagogy of Realistic Teacher Education, Lawrene Erbaum Associates, New Jersey（武田信子 監訳（2010）：教師教育学―理論と実践をつなぐリアリスティックアプローチ, 128-134, 学文社, 東京）

16）前掲書15）, 136

17）坂田哲人, 中田正弘, 村井尚子, 他（2019）：リフレクション入門, 47, 学文社, 東京

18）東めぐみ（2009）：看護リフレクション入門, ライフサポート社, 東京

19）青木由美恵（2014）：看護師における対話的グループ・リフレクションの認識, 関東学院大学看護学雑誌, 1（1）, 57-64

20）Johns, C.（2017）：Becoming a Reflective Practitioner Fifth Edition, WILEY Blackwell, Oxford

21）藤井沙織, 田村由美（2008）：わが国におけるリフレクション研究の動向, 看護研究, 41（3）, 183-196

22）新垣洋美, 岩脇陽子, 柴田明美, 他（2015）：看護実践におけるリフレクションの効果に関する文献検討, 京都府立医科大学看護学科紀要, 25, 9-18

23）Merriam,S.B., Caffarella,R.S.（1999）：LEARNING IN ADULRHOOD：A Comprehensive Guide, John Wiley and Sons, New Jersey（立田慶裕, 三輪建二 監訳（2009）：成人期の学習―理論と実践, 262-292, 265, 268, 273, 294-314, 鳳書房, 東京）

24）前掲書16）

25）小山田恭子（2007）：中堅看護師の能力開発における「ナラティブを用いた内省プログラム」の構築に関する基礎研究, 日本看護管理学会誌, 11（1）, 13-19

26）奥田玲子（2012）：対話リフレクションによる臨床看護師の学びの構成要素と学びを促進するファシリテーターのかかわり, 国立病院看護研究学会誌, 8（1）, 2-13

27）神原裕子（2014）：新人看護師教育に関わる看護師が認識するリフレクションの効果, 日本看護学教育学会誌, 23（3）, 47-57

28）武藤雅子, 前田ひとみ（2018）：新人看護師のリフレクション支援に向けたプリセプター育成プログラムの検討, 日本看護科学会誌, 38, 27-38

29）飯岡由紀子, 中山祐紀子, 渡邉直美, 他（2019）：End-of-Life-Careの実践を支援するリフレクションプログラムの開発, Palliative Care Research, 14（2）, 89-95

30）新田和子, 畦地博子, 野島佐由美（2019）：リフレクションを支援する看護師の方略に関する研究, 高知女子大学看護学会誌, 44（2）, 1-10

31）小橋康章（2000）：もうひとつの支援, 支援基礎論研究会 編, 支援学：管理社会をこえて, 29-48, 東方出版, 大阪

32）Atkins, S., Kathy, M.（1993）：Reflection：a review of the literature, Journal of Advanced Nursing, 18, 1188-1192

33）前掲書8）

34）David, B., Rosemary, K., David, W.（1985）：Reflection：Turning Experience into Learning, 43, Routledge,

London

35）前掲書20）

36）Goleman, D.（1995）：Emotional Intelligence: Why it can matter than IQ, Bantam, New York（土屋京子 訳：（1996）EQ—こころの知能指数，227-251，講談社，東京）

37）Seligman, M. E. P.（1998）：21世紀の心理学の2つの課題，島井哲志 編（2006）：ポジティブ心理学—21世紀の心理学の可能性，22-29，ナカニシヤ出版，京都

38）大竹恵子（2006）：ポジティブ感情の機能と社会的行動，島井哲志 編，ポジティブ心理学—21世紀の心理学の可能性，83-92，ナカニシヤ出版，京都

39）手島恵 編（2014）：看護のためのポジティブ・マネジメント，120-175，医学書院，東京

40）Senge, P. M.（1990）：The FIFTH DISCIPLINE: The Art and Practice of The Learning Organization, Currency Doubleday, New York, 1994a（守部信之 監訳（1995）：最強組織の法則—新時代のチームワークとは何か，12-25，徳間書店，東京）

41）井部俊子（2002）：学習する組織の構築と看護管理者の役割，看護管理，12（7），505-512

42）佐々木美奈子（2015）：東京大学医科学研究所付属病院における病床再編の取り組み③「学習する組織」づくりとしての考察，看護管理，25（10），910-915

43）中村香（2009）：学習する組織とは何か—ピーター・センゲの学習論，116，118-123，鳳書房，東京

44）前掲書37）

45）前掲書37）

46）Senge, P.M.（2006）：The FIFTH DISCIPLINE：The Art and Practice of The Learning Organization, Broadway Business an imprint of the Crown Publishing, New York（枝廣淳子，小田理一郎，中小路佳代子 訳（2011）：学習する組織—システム思考で未来を創造する，22-45，63，英治出版，東京）

看護実践のリフレクションを
深める支援

本章のねらい

　看護実践のリフレクションの支援についての現状として，どのように支援が行われているのか，その支援の成果と課題について，研究結果を踏まえて解説します．支援者のインタビューから，リフレクションを深化させるために，どのような支援が実施されたのか，困難な点は何か，また，支援の成果にも触れ，考察した結果を看護実践のリフレクションを深める支援として，まとめました．

1　本章の目的

　看護職がリフレクションを行うことで，臨床経験を通じて看護の知識を構築する機会となり，臨床判断を展開したり，特別なコミュニケーションスキルの習得を促進したり，共同作業を構築し，クライアントのケアを改善するなどの成果があるといった，看護実践の経験から看護師が学び成長を示す研究報告は東（2009）[1]，Johns（2017）[2]，Tanner・中山（2017）[3]など多くの知見が見られます．一方，先行研究では，リフレクションの支援者は研究者であることが多いです．そのため，研究者だけではなく，管理職などが支援者になることが多い臨床現場でのリフレクションの支援に関する本格的な実践研究は端緒に就いたばかりで、奥田（2012）[4]，神原（2014）[5]，武藤・前田（2018）[6]，新田ら（2019）[7]，飯岡ら（2019）[8]の報告があります．

　医療施設全体の看護実践能力の向上を図るためには，新人看護師だけでなくすべての看護師に対する支援を充実させる必要があります．また河野（2013）は師長の看護管理実践のリフレクション[9]，あるいは倉岡（2017）は課題が多い就任初期の師長への支援[10]などを取り上げている研究もありますが，その主たる目的はあくまで看護管理能力であり，看護実践能力の向上を直接的な目的とはしていません．

　以上の先行研究を踏まえ，本研究では，看護の臨床現場において，新人看護師，プリセプターに限定するのではなく，看護師全般に対して，看護管理者や指導的立場にある看護師が，看護実践のリフレクションの支援に，いかに関わり，その結果いかなる変化を起こしているかを明らかにすることです．

　本章の目的は，看護師が行う看護実践のリフレクションの際に，支援者はリフレクションを深める支援を，いかに考え，判断し，行動した結果とその支援による支援者の変化のプロセスについて明らかにすることです．

　研究の意義として，看護実践のリフレクションを深めるために，必要な支援を明らかにすることにより，支援者の育成のためのプログラムに

必要な能力，教育内容，方法が具体化し，支援者育成につながることが期待されます．また，看護師1人ひとりの看護実践のリフレクションを深めることで，臨床看護実践能力が向上し，看護実践の質の向上につながることが期待できます．

2 研究方法

研究協力者・研究方法

　本研究は，看護実践のリフレクションを支援する，指導的な立場にある看護師が支援を深めるために，いかに考え，判断，行動した結果と支援者の変化のプロセスについて焦点をあてた半構成的面接法による質的帰納的研究です．

　対象施設の看護部長に研究の目的・意義を説明し，承認を得て，対象者を公募しました．研究の主旨に賛同し，同意が得られた人と時間，場所を調整し，45～60分のインタビューをしました．インタビューは，半構成的面接法で，看護実践のリフレクションを深める支援について，どのように考え，判断し，行動した結果と支援者の変化などをインタビューガイドを用いて，実施しました．

　研究協力者は，研究協力が得られたA大学2病院で，リフレクションを2回以上支援した経験をもつ，研究協力の承諾が得られた看護管理者または指導的立場にある看護師でした．

　研究対象施設の1部署あたり1年間で，看護実践のリフレクションを受ける看護師の人数の平均は8～10人であり，その看護師の内訳は，年度，部署により変動しますが，新人看護師が7割，卒後2～4年目の看護師約2割，それ以上の中堅看護師が約1割でした．

　研究期間は，2013年12月～2014年9月でした．

倫理的配慮

　本研究は，研究者の所属大学院の倫理審査委員会の承認（承認番号2013-65）を得ました．さらに対象施設の看護部長の承認を得て，研究協力者を公募しました．インタビュー前に，文書にて研究目的，調査内容，倫理的配慮，組織・個人の自己決定の権利，途中でも辞退できることを説明し，同意を得て開始しました．同意の後にICレコーダーに録音し，逐語録は，研究協力者による確認を得ました．

分析方法

　本研究では，看護師がリフレクションの場で看護実践について振り返り，その根拠，目的，感情などについて表現することができるように，支援者が行っている支援についての考え，判断，行動，結果，支援者自身の変化などを，インタビューによって把握しようと試みます．次に，そのデータから，支援者が行う看護実践のリフレクションの支援についての考え，判断，行動，結果，変化のプロセスを明らかにすることができると考えます．

　本研究は，看護実践のリフレクションの支援という，支援者と看護師との間で起こる社会的相互作用を対象としています．

　分析の際には，修正版グラウンデッド・セオリー・アプローチ（Modified Grounded Theory Approach：以下，M-GTAと略す）（木下，2007)[11]を用います．分析は，M-GTAの手順に沿って逐語録を熟読し，分析テーマに沿って，分析ワークシートを用いて，概念を生成しました．分析焦点者はリフレクションを複数回以上支援した指導的立場にある看護師，または，看護管理者です．分析テーマは，「指導的立場にある看護師のリフレクションではいかなる支援が行われ，支援者自身にいかなる変化があったか」です．

　なお，分析の信頼性・妥当性を確保するために，分析の過程において研究協力者に，概念やカテゴリーを提示し内容を確認し，メンバーチェッキングを行い，検討，修正を行いました．さらに，看護管理の専門家および，質的研究者に継続的にスーパーバイズを受けました．

> **M-GTA**
> 木下康仁が考案した修正版グラウンデッド・セオリー・アプローチは，データに根ざした分析を基本に，主に人と人との関わり合い（社会的相互作用）に関する理論を生み出す質的研究アプローチです．M-GTAで生成する理論は，①特定の人間集団の行動に関する説明と予測に役立ち，その現象が起きている現場で応用可能であること，②予測が可能であるように，社会的相互作用の展開が明快かつ説得的に示されていること，③応用者が活用しやすいように，十分コンパクトでインパクトがあることを要件としています（山崎浩司（2016）：M-GTAの考え方と実際，末武康弘，他「主観性を科学化する」質的研究法入門，57〜58，金子書房，東京）．

3　結　果

研究協力者の内訳

　研究協力者の内訳は，女性8名で，師長4名，師長補佐2名，主任2名で平均経験年数20.9年，最長30年〜最少11年でした．インタビューの平均時間は52.1分でした．

　リフレクションの支援の経験については，具体的な回数について質問をしましたが，多数だが回数は不明という回答が多く，具体的なデータは収集できませんでした．そのため，リフレクションの支援の経験年数から，おおよその回数を推測しました．病院全体の部署のリフレクションの年間の平均回数は，約8〜10回で，師長はすべてに参加，師長補佐，

表1　研究協力者の内訳（研究1）

		経験年数（年）	職位	リフレクションを受けた回数（回）	リフレクションの支援経験年数（年）	インタビュー時間（分）
1	Ⓐ	11	主任	1	2	56
2	Ⓑ	11	主任	2	5	39
3	Ⓒ	13	師長補佐	1	6	45
4	Ⓓ	26	師長補佐	1	7	26
5	Ⓔ	25	師長	1	10	72
6	Ⓕ	30	師長	3	10	68
7	Ⓖ	25	師長	1	10	51
8	Ⓗ	26	師長	1	10	60
平均		20.9		1.4		52.1

主任は自分が担当するチームのみ参加するので，約半分の4〜5回に参加している者が多かったです（**表1**）．

分析結果

　逐語録の分析の結果，28概念，8カテゴリー，2コアカテゴリーが抽出されました．分析結果として，最初に全体像としてのストーリーラインを提示し，次に，プロセスを構成する要素の説明を示しました．なお，概念を生成する根拠と語りのデータは*斜体*で表し，特徴的なセンテンスのみ抜粋，要約しました．研究協力者はアルファベットで表記しました．以降は，〈概念〉，《カテゴリー》，【コアカテゴリー】の記号で提示しました．

　なお，本論文では，対象施設では，看護実践のリフレクションのことを，看護実践のクリニカルラダーの「レビュー」と一般的に呼ぶ看護師もいるため，データでは「レビュー」という言葉が出てくることもあります．レビューとは，自己の看護実践について振り返り話すことであり，論文中の，リフレクションとほぼ同類の言葉（レビュー）として取り扱っています．

1. 全体像としてのストーリーライン

　看護実践のリフレクションを支援するために，《看護実践のプロセスを紐解く関わり》の準備として，〈リフレクションの目的の理解〉から，研修などで〈ポジティブフィードバックの練習や経験〉を積んでいました．次のリフレクションの展開では，多忙で結果を重視する臨床現場で〈見えにくい看護判断の探求〉をするために，看護師に〈看護実践の時の気持ちや考えの傾聴〉を行い，〈様々な角度から冷静に見る態度〉でリフレクションの支援を進めました．しかし，次第に，中堅看護師の熟

分析ワークシート

M-GTAの分析ワークシートは，「概念名」「定義」「ヴァリエーション」「理論的メモ」の4項目からなります．このシートを見ることで，概念名が生成された過程を見ることができます．特に，「理論的メモ」は研究者の「思考と感覚のログ」であり，研究者の解釈的思考がどれだけ働いているのかバロメーターになります（山崎浩司（2016）：M-GTAの考え方と実際，末武康弘，他「主観性を科学化する」質的研究法入門，57〜65，金子書房，東京）．

ストーリーライン

ストーリーラインは分析結果を簡潔に記述したものですが，そのポイントは記述の順番の判断にあります．なぜなら，実際に論文で結果を書いていく時に，どの順番で何を書いていくのかというその記述の順序性がだいたいストーリーラインの記述によって確認できるからです（木下康仁（2007）：ライブ講義M-GTA，228，弘文堂，東京）．

練した看護実践についてその根拠を問うても，言語化ができないという〈熟練した看護師の言語化の課題を認識〉し，〈看護師が看護実践を言語化する意義〉の重要性に気づきました．そこで，支援者は，《看護を意識するための言語化の促進》に力を入れ，部署の日常の場面で，〈気づきを促す看護実践の観察と意図的な対話〉による関わりを積極的に行い，時に〈リフレクションへの参加促進〉しました．さらに，事前に練習した〈意図的なポジティブフィードバックの活用〉により関わりました．しかし，時に，同じ部署にいること，新人看護師への指導の場面が多いと〈看護師のよい所や成長を見逃す要因〉もありました．そこで，支援者は《ポジティブフィードバックの理解と活用》と《精神的負担の軽減への配慮》の重要性を認識しました．支援者は〈自身のリフレクションの経験を活用した支援〉として，〈不用意に傷つけない配慮〉〈緊張と不安の緩和〉をしたり，〈看護師のあふれる感情への対応〉をしたり，〈うまくできなかった時のサポート〉にも気を配りました．また，《対象の特性に合わせた支援》として，〈新人看護師に自信をつける関わり〉を行い，〈プリセプターと協力して新人看護師を支援〉する協力も得ました．中堅看護師への多様な支援として，〈意図的なポジティブフィードバックの活用〉〈中堅看護職への納得感のある承認〉や〈同僚評価を活用した中堅看護師への支援〉を行いました．さらに，看護師が立ち止まりキャリアを見直す時期であり，〈自己の看護実践力を見直す支援〉もありました．このように支援者は，《他者と協力して行う支援》も活用していました．これらの多様な支援は【看護師が安心して看護を語れる場を創る支援】として実施されました．

《リフレクションの支援の結果と課題》として，看護師個人の成長，学びだけではなく，支援者は〈看護師個人を深く知る〉〈部署の潜在的な課題に気づく〉ことになりました．さらに〈新人看護師の支援で成長するプリセプター〉や〈支援者も看護を深める〉ことになり，看護師同士が〈看護を語る場・時間の重要性〉，つまり《相互に学び合う意義を認識》することになりました．また支援者には，〈部署で独自に看護を語る場を創る〉などの行動の変化もあり，リフレクションの支援によって，支援者が【看護師と共に看護を探求する】という変化が生じるプロセスとなりました．

2. プロセスを構成する要素

最初に，抽出された構成要素を順に説明します．表2に，看護実践のリフレクションを深める支援と支援者の変化のプロセスについての概念・カテゴリー・コアカテゴリーの一覧を示します．

次に，概念・カテゴリー・コアカテゴリーの関係について検討しました．

結果図として，**図1**に看護実践のリフレクションの支援と支援者の変化のプロセスを図式化しました．

看護実践のリフレクションの支援のプロセスでは，**【看護師が安心して看護を語れる場を創る支援】**があり，その結果**【看護師と共に看護を探求する】**という2つのコアカテゴリーが抽出されました．

以下は，**【コアカテゴリー】**を構成する**《カテゴリー》**，その要素である〈概念〉，さらにその基データ（斜体部分）を順に提示して，生成された順番に説明します．

表2　看護実践のリフレクションを深める支援と支援者の変化の
　　　　プロセスの概念・カテゴリー・コアカテゴリー一覧

コアカテゴリー	カテゴリー	概　念
【看護師が安心して看護を語れる場を創る支援】	《看護実践のプロセスを紐解く関わり》	① 〈リフレクションの目的の理解〉
		② 〈見えにくい看護判断の探求〉
		③ 〈看護実践の時の気持ちや考えの傾聴〉
		④ 〈様々な角度から冷静に見る態度〉
		⑤ 〈看護の意図を掘り下げる難しい関わり〉
	《ポジティブフィードバックの理解と活用》	⑥ 〈ポジティブフィードバックの練習や経験〉
		⑦ 〈意図的なポジティブフィードバックの活用〉
		⑧ 〈看護師のよい所や成長を見逃す要因〉
	《看護を意識するための言語化の促進》	⑨ 〈看護師が看護実践を言語化する意義〉
		⑩ 〈リフレクションへの参加促進〉
		⑪ 〈熟練した看護師の言語化の課題を認識〉
		⑫ 〈気づきを促す看護実践の観察と意図的な対話〉
	《精神的負担の軽減への配慮》	⑬ 〈不用意に傷つけない配慮〉
		⑭ 〈緊張と不安の緩和〉
		⑮ 〈看護師のあふれる感情への対応〉
		⑯ 〈自身のリフレクションの経験を活用した支援〉
		⑰ 〈うまくできなかった時のサポート〉
	《対象者の特性に合わせた支援》	⑱ 〈新人看護師に自信をつける関わり〉
		⑲ 〈中堅看護師への納得感のある承認〉
		⑳ 〈自己の看護実践力を見直す支援〉
	《他者と協力して行う支援》	㉑ 〈プリセプターと協力し新人看護師を支援〉
		㉒ 〈同僚評価を活用した中堅看護師への支援〉
【看護師と共に看護を探求する】	《リフレクションの支援の結果と課題》	㉓ 〈看護師個人を深く知る〉
		㉔ 〈部署の潜在的な課題に気づく〉
	《相互に学び合う意義を認識》	㉕ 〈新人看護師の支援で成長するプリセプター〉
		㉖ 〈支援者も看護を深める〉
		㉗ 〈看護を語る場・時間の重要性〉
		㉘ 〈部署で独自に看護を語る場を創る〉

1）【看護師が安心して看護を語れる場を創る支援】（図2）

　看護を安心して語れる場を創るためには，看護実践を探求するという直接的な支援とその周辺の間接的な支援がありました．たとえば，直接的な支援には，《看護実践のプロセスを紐解く関わり》《看護を意識するための言語化の促進》があります．一方，間接的な支援として，《ポジティブフィードバックの理解と活用》《精神的負担の軽減への配慮》《対象者の特性に合わせた支援》《他者と協力して行う支援》があります．この間接的な支援は，看護師が看護について話してもよい，話してみようという気持ちを整え，意欲を引き出す支援でした．

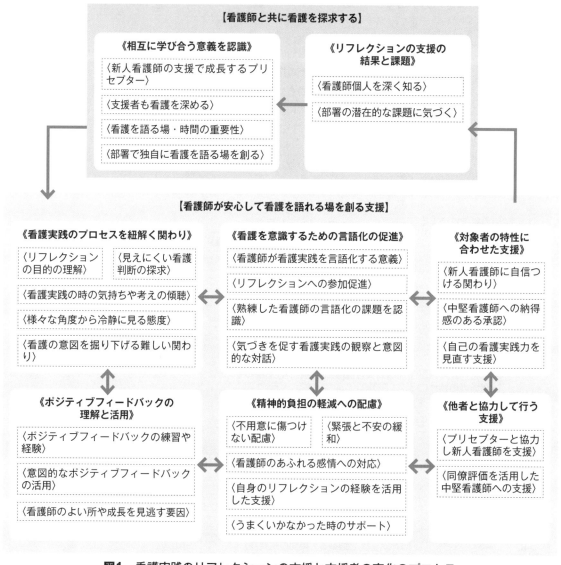

図1　看護実践のリフレクションの支援と支援者の変化のプロセス

（1）《看護実践のプロセスを紐解く関わり》

　支援者である看護師は，導入段階で最も重要なことは，① 〈リフレクションの目的の理解〉することから開始しました．臨床現場は，多忙で結果が重視されるため，② 〈見えにくい看護判断の探求〉が必要となります．そのために，支援者は看護師の③ 〈看護実践の時の気持ちや考えの傾聴〉し，その看護実践での患者，家族，医療者の発言・行動などを，④ 〈様々な角度から冷静に見る態度〉で見つめました．さらにその看護実践について語る言葉の裏にある，⑤ 〈看護の意図を掘り下げる難しい関わり〉を実施しました．これらの支援がないと，表面的な理解しかできないこともあり，語っている本人も認識できていない場合もあります．看護実践の時の言動や感情などについて，深く探って本人の価値観，看護観を一緒に見つける対話，気づきを促す質問，関わりが必要です．リフレクションの支援の主な役割は，看護実践を語るその言葉の裏にある，判断，思考，感情などを引き出し，見つけることです．

① 〈リフレクションの目的の理解〉
　支援者が，リフレクションを実施する目的・意義についていかに認識

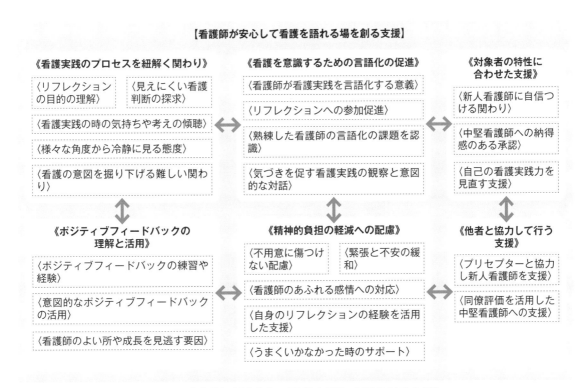

図2　【看護師が安心して看護を語れる場を創る支援】

しているかということを示します．支援者たちは，リフレクションの支援を継続する中で，看護師自身が看護実践能力に自信をもったり，やりがいを感じたり，成長する姿を見て，リフレクションの目的を再度認識しました．たとえば，研究協力者Ⓑ，Ⓔ氏は以下のように語っていました．

「（リフレクション）それを受けることで，自分が本当に知識の面とか，介入の部分で，言語化することができるので，客観的に，冷静に相手に述べられるかどうかがわかるので，そこで，きっと自分に足りないものが，わかるというか，そういう意味でいい機会である．」（Ⓑ）
「何をしたのかをスタッフに語ってもらうこと，できたことをまず褒めて，できなかったことを自分に気づいてもらう．こんなことできてすごいねと言った反面，でも相手がこういうふうに言ってもらったけど，もっとこういうふうに気がつけばよかったな，こういうことが足りなかったことに，相手が気づくように私たちが引き出せればいい．」（Ⓔ）

② 〈見えにくい看護判断の探求〉

　リフレクションでは，支援者がその看護実践の出来事，現象やデータから，その看護師が看護実践の根拠とした判断，考えを見つけようとする関わりを示します．しかし，実際には入院期間も短く，結果を重視することから，いかに看護判断をしたかは見えにくく，その看護実践を深く考えないと，わからないことが多いと，研究協力者Ⓖ氏は語っていました．

「行為とか，行為の結果は多分想像がつくのですが，判断とかは，やっぱり多分瞬間でやっている．だから，振り返りしないと，きっと分解されないと思う．本人たちも，一連の仕事で一連の流れでやるので．結果は聞こえてきますけど，そのプロセスみたいなところは仕事では見えない．」（Ⓖ）

③ 〈看護実践の時の気持ちや考えの傾聴〉

　看護師が自分の看護実践について，何を考え，いかなる感情が生じたのかをオープンに，具体的に話せるように支援者がじっくりと聴きます．看護師の多くは臨床の場面では，患者や家族に気持ちについてそばで耳を傾け，傾聴することができ，それをリフレクションの支援で活用していました．研究協力者Ⓖ氏は以下のように語っていました．

「私が一番思っているのは，普段の仕事っぷりを表現できるように質

> 問をしていったりします．『いつもあなたはこういう関わりをしていて，ここではこういうふうに関わっているけど，これはどんな気持ちでやったの』とか，『どういうことを考えたの』とか，そういう質問をなるべくするようにして，スタッフが思っているような考え方とか，あとは大事にしているものを聞きます．」（Ⓖ）

④〈様々な角度から冷静に見る態度〉

　看護師の気づきを引き出すために，支援者は，感情的にならずに，多角的・客観的に状況を見るようにすることを示します．支援としてのポジティブフィードバックをするためには，看護師を客観的に見て，判断することが，重要になります．よい点を見つける，承認するのはよいことですが，それだけに客観的な視点が必要であり，そうしなければ公平性，信頼性が維持されなくなり，リフレクションに対する意義が失われるのではないでしょうか．研究協力者Ⓑ氏はその態度について語っていました．

> 「私自身が，客観的に判断することが，レビューを通して，気をつけているというか，レビューは肯定的評価するので，よかったねと言うだけでも，いいのですが，事例となっているので，少しでも，感情的な部分ではなくて，あなたの看護介入として，客観的に返していければいいと思う．それが，気をつけていることですかね．」（Ⓑ）

⑤〈看護の意図を掘り下げる難しい関わり〉

　支援者は，質問や対話などをしながら，看護師がその対象者の看護実践について，いかに考え，判断したかを掘り下げて，表現できるようにする関わりを示します．この関わりは個々の対象者によって異なるため，容易ではありません．看護師に出来事の表面的な振り返りではなく，その時に考えたり，迷ったりしたこと，患者の希望と状況，自分の考えと周囲の意見，価値観，倫理などを踏まえて，看護師がどのように判断したのかを明確にするよう，さらに質問をして，発言を促します．そのためには，支援者自身も，その看護実践が患者にとって，的確な看護であったのか，否かについて考えることを要します．支援者も看護について考え，悩みながら，関わっていることが研究協力者Ⓑ，Ⓒ氏の発言にも現れていました．

> 「いつも看護，看護って何だろうなということを結構考えさせられるというか，それが看護になっているのか，評価者として，そこにはアセスメント，根拠もそうですけど，必要になってくるので，そこを，

考えを引き出すのが難しい．自分自身，それが看護になっているのか
なと考えながら，事例を見たり，質問を考えていたりしています．」（B）
「いろいろな人の価値観がある．答えが本人に聞けない難しさ，気
づいた時には本人は返答ができない状況になっている．みんなすご
く後悔することが多いので，後悔がないように，早め早めに介入し
たい．それには，疾患の知識が必要だったりとか，きちんと今の病
状も含めて判断していかなくちゃいけないとか，気持ちはあっても，
判断のところでの部分で語りもある．領域により，いろいろと同じ
ような経過でも，ポイントが違う．」（C）

（2）《ポジティブフィードバックの理解と活用》

　事前準備で⑥〈ポジティブフィードバックの練習や経験〉を行い，リ
フレクションを展開する段階では，⑦〈意図的なポジティブフィードバッ
クの活用〉をしました．しかし，多忙な部署の環境や同じ職場で見慣れ
ているためか，支援者には⑧〈看護師のよい所や成長を見逃す要因〉も
ありました．

⑥〈ポジティブフィードバックの練習や経験〉

　看護師に効果的なフィードバック，積極的にポジティブフィードバッ
クを行うため，研修などで支援者同士がDVDを見て，ロールプレイをし
て練習をするなどの努力を必要としました．また，支援者自身が実際に，
ポジティブフィードバックを受ける経験をすることは，その効果を実感
することになり，支援の実際の場面で活用することにつながっていまし
た．その例が研究協力者Ⓐ，Ⓔ氏の発言に見られました．

「その時の師長さんもすごくポジティブな師長さんだったので，すご
くポジティブフィードバックを返してくれるというか，なので，す
ごく，やる気というか，頑張ろうっていう，自分が前向きになれる
ような言葉をいただけたようなことは思い出せます．」（A）
「レビューはポジティブフィードバックをしなきゃいけない，じゃど
ういうふうに相手に返せば，相手がポジティブと捉えるか，お互い
にロールプレイをしながら，その言い方はあれですよねといいなが
ら，みんなへのビデオを作って，研修をした．」（E）

⑦〈意図的なポジティブフィードバックの活用〉

　支援者は看護師の自己効力感，自己肯定感を高めるために，積極的に
ポジティブフィードバックを行い，成長支援，動機づけをしていました．
支援者は，努力してポジティブフィードバックを実践し，たとえば，研

究協力者Ⓒ，Ⓓ氏が以下のように語っていました．

> 「ここで，もうひと踏ん張りしてほしいという人にレビューの機会
> を，じゃあ今だ，考えることもある．すごくプラスのフィードバッ
> クだったり，自分自身を振り返って課題はあるけど，ここはできた
> よねというところを，1つマークすることで，次に踏ん張ってくれる
> んじゃないかという期待をして，レビューに推薦というか，やって
> みないということで，チャレンジを促すこともある．」(Ⓒ)
> 「できなかったではなくて，『できていないじゃなくて，こういうと
> ころができているよ』って逆に評価してあげられると，やっぱり『そ
> うなんですね』なんて言って喜びに変わるので，そういうふうにな
> れればいいかなと思います．」(Ⓓ)

⑧〈看護師のよい所や成長を見逃す要因〉

　同じ部署の主任，師長は，日々の仕事ぶりを見ているため，つい厳し
い目で看護師を見ることもあり，見方が偏ることもありました．たとえ
ば，日常業務の煩雑さや，視野が狭くなりやすいことを，研究協力者Ⓑ，
Ⓔ氏が語っていました．

> 「(よかったことを) 言うようには気をつけているが，時間に追われ
> ているというか，あんまり時間外も増やしちゃいけないとか，タイ
> ムリーに評価して，ここよかったとかするのが，難しい．」(Ⓑ)
> 「私も，普段できないところばかり見ていたが，この人ってこういう
> ことができるんだ，やれるんだということがわかって，いやーこん
> なことできる（中略）それがなかったら，彼女のいいところを見過
> ごしていたし，彼女も，できない，できないダメだよねと言われた
> ままで，過ごしちゃったかな．それは，すごく驚いたですね．」(Ⓔ)

(3)《看護を意識するための言語化の促進》

　看護師が看護実践を言語化し，表現することは，自身の看護実践につ
いて，その思考，根拠，意味などを理解できるようになり，看護を意識
して行動できるようになる第一歩です．そのため，支援者は⑨〈看護師
が看護実践を言語化する意義〉についての理解が深まると，⑩〈リフレ
クションへの参加促進〉を看護師に行うようになりました．しかし，中
堅看護師を支援する中で，⑪〈熟練した看護師の言語化の課題を認識〉
しました．そこで，支援者は直接言語化の支援をするのではなく，まず
⑫〈気づきを促す看護実践の観察と意図的な対話〉から，看護を意識
するような関わりを行い，日常で暗黙の中で実践していた看護に気づく

きっかけを作りました.

⑨〈看護師が看護実践を言語化する意義〉

　リフレクションの場で，自身の看護実践について語ることによって，看護師は看護について考え，看護を意識することになり，結果として看護師の成長につながるという意義を支援者が認識したことを示します．この概念は，ほとんどの研究協力者の語りに見られ，その例として①，⑥氏の発言がありました.

> 「やっぱり，書くとか，しゃべるとかっていう機会を作らないと，その時には感じてなく，つながっていかないのかもしれないけど，その機会を作ることで繰り返し自分の中に落ちていくっていうそれが必要．（リフレクションは）そういう機会の1つにもなりうるんですかね.」（①）
> 「看護師は直感的にやっていることが多い気がして，それをアセスメントで，やったことを振り返ってみて，瞬時に判断したことをその時は意識していないので，それを相手に伝えられるかが，大切なのではないかと思う．それをすることで，知識になっていく，経験がただ単に直感ではなく，知識になっていくと思う.」（⑥）

⑩〈リフレクションへの参加促進〉

　リフレクションへの参加を促し，言語化の機会を意図的に作ることを示します．中堅看護師は，よい看護実践をしていますが，看護を意識せずに実施しているために記憶に残らず言語化することができないことが多くあり，研究協力者⑭氏は以下のように語っていました.

> 「いい事例とか，介入が成功した事例があれば，スタッフにレビューに出してみれば，と言うのです．自分が本当に知識の面とか，言語化することができる．客観的に，冷静に相手に述べられるので，自分に足りないものがわかる．そういう意味でいい機会です.」（⑭）

⑪〈熟練した看護師の言語化の課題を認識〉

　中堅看護師が業務に熟練し，ルーティン化することで，自己の看護実践，専門性を意識しにくく，言語化することが困難な状況にあったことを示します．よい看護実践なので，リフレクションで深めようとしますが，看護師自身には暗黙知になっており，言葉にする関わりには時間を要し，支援者の課題となっていました．研究協力者⑥，⑭氏は以下のように語っていました.

「思ったほど，言葉にできない人もいて，参加しているとはがゆくなる．傍から見ていると，こんなこともやっていたのに，そういったことも語ってほしくて，質問をしてみたりするんですけど，なかなか文章にはそのやった結果はあるが，そこ至った自分と患者との関わり，いかに言葉をかけたり，家族とどんな関係があってとかなど，なかなか複雑な事例になってくると，語れない部分，本人は気がついていない部分があるかもしれないが，（クリニカルラダーの）第3段階になると，そういうところも言語化できていかないと．」（Ⓕ）

「根気強く30分も40分も食事介助していることが，（中略）ルーティン化しているというか，当たり前になり自然なことになっているので，自分たちがその人に対して，食事のケアをこれだけ注意して，その人に合った方法を選択してやっていることに，気づいていない．（中略）自分がやっている看護ということに結びつけられない．当たり前のことだから特別書くことじゃないですみたいな感じなのかなって思ったりします．」（Ⓗ）

⑫〈気づきを促す看護実践の観察と意図的な対話〉

　支援者は，日常的に実践しているよい看護実践を看護師が気づくように，日常の看護実践を観察し，積極的に言葉かけすることから始め，中堅看護師の暗黙知の看護判断が表面化するように関わっていました．たとえば，研究協力者Ⓗ氏は以下のように語っていました．

「よくあの人とこういうふうに『関わっていたよね』って言うと，『あ，そうでしたね』とかって言うと思い出したりとかするんで，何気なくしている看護を，そのラダーのレビューということをきっかけにして，ちょっと深く考えてもらえたりとか，振り返ってもらえたらいいのかな．」（Ⓗ）

（4）《精神的負担の軽減への配慮》

　看護実践について，リフレクションを深めようとすると，看護師自身の価値観，倫理観などに触れることもあるため，支援者は慎重に考え，様々な支援が行われました．支援者は⑬〈不用意に傷つけない配慮〉をしたり，⑭〈緊張と不安の緩和〉をしたり，時に，リフレクションの際中や後で⑮〈看護師のあふれる感情への対応〉を必要としました．これらには，支援者による⑯〈自身のリフレクションの経験の活用した支援〉，⑰〈うまくできなかった時のサポート〉も行われました．

⑬〈不用意に傷つけない配慮〉

　支援者がリフレクションを支援する際に，看護師を傷つけないように配慮して質問や対話をすることを意味します．研究協力者Ⓓ，Ⓔ氏は以下のような配慮をしていました．

> 「気持ちよく語らせるというところがやっぱり大切なのかな，ナラティブの中でどういうふうに思っていて，『責めるわけじゃないんだけど，あなたのいいところを知りたい』っていうふうに語らせてあげることが大切なのかな．そうやって振り返りをしないと，責められて終わってしまったっていう語りにならないようにはしていかなきゃいけないなっていうふうには常々心の中で思っている．」(Ⓓ)
> 「基本はあまり傷つけないとか，導き出せるような質問をしなきゃいけないというのは，やっぱり心がけている．」(Ⓔ)

⑭〈緊張と不安の緩和〉

　リフレクションには，看護部からの参加もあり，経験が豊富なスタッフでも緊張しやすいため，その緩和を図るために行う様々な関わりがあります．自分の経験を話したり，質問の意図を説明したりして，不安を緩和し，リフレクションが否定的な経験にならないような関わりを研究協力者Ⓕ氏は語っていました．

> 「判断されるのに抵抗があるのかもしれない，ジャッジされることに．結局，悪いことを言われるんじゃないかって恐れは絶対ある．恐れ．それは，どの看護師もね．（中略）そうですね．決してそういうふうには周囲は言わないけど，何かやっぱり身構えるんでしょうね．自分のことを見られるっていう，単純にね．見られる，評価されるっていうのは，気持ちのいいものじゃないっていうか．」(Ⓕ)

⑮〈看護師のあふれる感情への対応〉

　リフレクションの中で，看護師自身がその時の感情を思い出したり，新たに感情が表出されたりすることに対して，支援者がその感情の意味を考え，共感しつつ対応することを意味します．看護師の仕事上，患者の生死や人生に関わることも多くなるため，その支援は容易ではないですが，語る中で，その感情に気づき，その意味を共に考え対応していました．対応の困難さを研究協力者Ⓖ氏が語っていました．

> 「苦しかったこととか，思い出して泣いているスタッフとかもいるし，私も時々泣くんですけど，なんか目に浮かんだりとか，自分も

> そんなことあったなとか思うこともあって．なので，そこは感情労
> 働の発散の場なんだなと思ったりする．」(Ⓖ)

⑯〈自身のリフレクションの経験を活用した支援〉
　支援者自身が経験したリフレクションの際に感じた不安や戸惑いを，
初めて看護師がリフレクションを行う場合の支援に活用していました．
支援者自身にリフレクションの経験があるとイメージがあるので，支援
者になっても支援しやすいです．たとえば，研究協力者Ⓑ，Ⓒ氏は以下
のように語っていました．

> 「2年目ぐらいの時で，どうやったらいいのか，わからない形ででも，
> 先輩に言っても，そのままでいいのよと言われるので，これでいいの
> かなという気持ちがありました．結果として，なんか今になってみる
> と，もっとこういうふうにまとめたら，よかったのかというのが，思
> えることですかね．」(Ⓑ)
> 「看護を語るナラティブの研修は受けたことはあったが，実際に自
> 分のケアに対して評価を受けるということが，あまりなかったので，
> 非常にやってみると，どんな事例を出して，何を言ったらいいか，
> すごく評価を気にする面，ちょっと緊張しました．事例を選ぶのに
> すごく悩んだ覚えがあります．」(Ⓒ)

⑰〈うまくできなかった時のサポート〉
　支援者は，看護師がリフレクションをうまくできなかった時，様々な
方法で支援をしていました．どのようにサポートするか，支援者は苦労
していますが，同じ部署である強みも活用し，研究協力者Ⓑ，Ⓔ氏は以
下のように語っていました．

> 「人に伝えるのが，苦手なのか，本当にうまく理解していないのか，
> そういうところを彼女自身も，受けたことで，気づいていたりした
> ので，その後の学習とかは，彼女に任せられていますが，まずいな
> と思ったら，その後の学習をしたりとか，自分がもうちょっと相手
> にわかるように伝えるとか，伝え方を振り返ってもらう．」(Ⓑ)
> 「文章を書けないというのもあるのですが，うまく，しゃべれない．
> それもあって，ちょっと，待たないといけないのです．(中略) 終わっ
> た後，部署に戻って，もっと本当はやれたはずですが，あそこで，
> うまく話せなかったことが，私は残念だよ，フォローして，また彼
> 女も頑張っている．」(Ⓔ)

（5）《対象者の特性に合わせた支援》

　看護実践のリフレクションを行う看護師の特性に合わせて，支援の方法を検討していました．たとえば，新人看護師が看護実践のリフレクションに参加する最も重要な目的は，臨床現場で看護師として成長し，看護を実践しているという実感がもてるようになることです．それが⑱〈新人看護師に自信をつける関わり〉で，新人看護師は，自信がもてるようになると，職場適応が促進されると考えました．

　また，中堅看護師に対しては，キャリアについて悩む時期でもあり，前述の言語化の支援に加えて，多様な支援が行われました．対象となる看護師の状況に合わせて，⑲〈中堅看護師への納得感のある承認〉や⑳〈自己の看護実践力を見直す支援〉などの成人学習者の背景に合わせた支援が行われました．

⑱〈新人看護師に自信をつける関わり〉

　支援者は，新人看護師の職場適応の状況を観察し，支援すると同時に，新人看護師が自己の成長に気づき，自信がつけられるように関わっていました．研究協力者Ⓑ，Ⓕ氏は，以下のように語っていました．

> 「自信がなく日々，この1年を過ごすことが多い．そこで，やってきたことに肯定的に評価することになるので，それであっている，成長したとみんなで面と向かって言い合える機会になるので，表情もよく，自信につながっている．」（Ⓑ）
> 「その時は非常に認められた感とか，あと，できないところばっかりが自分は目立つので，『でも，できているところもあるよ』っていうフィードバックはたくさんもらうので，その時は自信につながります．自信につながるし，わからないところも先輩たちとか周りは見てくれていたんだという安心感とかいうものが生まれる．」（Ⓕ）

⑲〈中堅看護師への納得感のある承認〉

　中堅看護師に対しても承認は必要であり，自己肯定感を高めますが，対象者にふさわしい承認でないと，逆効果になってしまいます．中堅看護師にとって，実際にいかなる承認が適切なのか，意味のある承認とは何か，成長につながる承認を行うことを示します．支援者も苦悩しながら，ただ承認するだけではない，中堅看護師が自己のキャリアを考えるきっかけにつながるような承認を行っていました．研究協力者Ⓒ，Ⓕ氏は以下のように語っていました．

> 「褒められたことも嬉しいことは，嬉しいけれども，本人にとっての

価値みたいなことは，きちんとできたこと，いろいろなこと，難しかったことも，できなかったこともきちんと掘り下げたうえで，ここがよかったねと言われることは，やっぱり嬉しいことだと思う.」(Ⓒ)
「褒められることはゼロですね．だから，そういう機会に認められるのと，改善点を再確認するということで，『そうだな』というところで，いいも悪いも含めて自分の位置確認で，腑に落ちるというのはあると思います.」(Ⓕ)

⑳〈自己の看護実践力を見直す支援〉
　リフレクションを行うことで，看護師は自身の看護実践能力が明らかになり，自己の弱点や戸惑いに向き合うことになるので，その時どのように支援したかを示します．複雑な患者・家族の対応の中で考えさせられることがありました．たとえば，研究協力者Ⓒ，Ⓕ氏は以下のように語っていました．

「外泊させたいという思いって，一体誰の思いなのか，結局は私だなというところに，たどりついたところもあるんですけど．家族の思い，本人の思いと，私の思いときちっと分けて整理した時に，患者さんに何を伝えるべきだったのかなっていうところを振り返りました．その時にできなかったとしても，なぜそうしたのか，自分の中で整理する段階で，きちっとそういうことを分けて，考えていかないとその人にとって，本当にいいことって何だろうって，わからなくなると感じたレビューでした.」(Ⓒ)
「自分の弱点はわかっているけれども，いいところも言われるんだけど，ここをもうちょっと強くすると（中略）そういう意見をもらって，確かに私そうだなということは身にしみてわかり，それが生涯の課題になる（中略）自分を振り返る機会が定期的にあるのは，ないよりあったほうが振り返ると自分のためになる，その時嫌だと思っても.」(Ⓕ)

(6)《他者と協力して行う支援》
　看護実践のリフレクションの支援では，支援者だけが対象となる看護師を支援するのではなく，㉑〈プリセプターと協力し新人看護師を支援〉や㉒〈同僚評価を活用した中堅看護師への支援〉などの工夫が見られました．この支援によって，看護師自身を理解している同僚からの発言で精神的負担が軽減していたと考えられます．

㉑〈プリセプターと協力し新人看護師を支援〉

　プリセプターの評価，声を聴き，支援者が知らない新人看護師の看護実践の実際を知りました．また，新人看護師にとっても，知っているプリセプターの支援により安心することを示します．研究協力者Ⓑ，Ⓒ氏の発言が見られました．

> 「プリセプターは一番近くで，最初の頃，特に一緒に働き，業務の基本のことを教える立場として，またいいところを見つけるというか，レビューで質問をしていくというところで，きっと，ここを聞いたら，いい答えが返ってくるというか，そういうところを事例から読み取っている．」（Ⓑ）
> 「最初来た時は，こんな印象だったけど，実際に一緒に働いてみてこうだったし，今はこのように成長してこうだし，結構たくさん言葉を送ってくれるプリセプター世代の人が多くて，一番熱心に発言してくれる．」（Ⓒ）

㉒〈同僚評価を活用した中堅看護師への支援〉

　一緒に働いている同僚看護師の声を聴き，支援者が見えていない中堅看護師の看護実践の実際を理解し，支援につなげることを示します．研究協力者の同僚評価の効果は高いことが，研究協力者Ⓔ氏の発言からわかります．

> 「普段，私たちには見えていないけど，一緒に働いている同僚なら，いいところは見えている．同僚が入っている意義です．彼女が答えに詰まった時，同僚が『○○さん，こういうことがあったよね，それってすごいね』，そう言ってもらえることが本当，同僚です．」（Ⓔ）

2)【看護師と共に看護を探求する】（図3）

　支援者はリフレクションの支援を継続して実施することによって，これまで以上に看護師の看護観などを理解したり，部署の潜在的な課題が可視化されるという《リフレクションの支援の結果と課題》に気がつきました．さらに，対話をすることで支援者は看護師と《相互に学び合う意義を認識》しました．

（1）《リフレクションの支援の結果と課題》

　リフレクションの支援を実施した結果，看護実践，看護観，価値観などを含めて㉓〈看護師個人を深く知る〉ことになり，看護師の成長を確認していました．さらに，何人もの看護師の支援を継続する中で，支援

【看護師と共に看護を探求する】

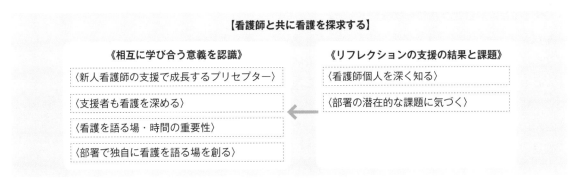

図3　【看護師と共に看護を探求する】

者は，これまで見えなかった㉔〈部署の潜在的な課題に気づく〉という
発言が見られました．

㉓〈看護師個人を深く知る〉

　リフレクションをすることでスタッフの考え，看護実践，看護観を聞
き，背景なども含めその看護師をより深く知ることを示します．たとえ
ば，研究協力者Ⓔ氏は以下のように語っていました．

> 「レビューというのは，この（看護師）の看護観だったり，（中略）
> 人間性が出てくる．だから，必要だと思う．（中略）一見すると，1
> つの場面をしゃべっているようでも，その人のなりを思う．この患
> 者さんに対する愛情が伝わる．」（Ⓔ）

㉔〈部署の潜在的な課題に気づく〉

　部署の看護師のリフレクションに参加することで，これまで潜在化し
ていた部署の課題に気づくことを示します．たとえば，臨床現場の多忙
から，看護を意識しにくい潜在的な課題について，研究協力者Ⓑ氏は以
下のように語っていました．

> 「病棟に行くと，時間管理とか，検査をして，清拭をしてとか組立て
> てやるのですが，ルーティンみたいな気分になって，ワーと時間だ
> けが過ぎて，今日はなんだっただろう．新人が言って，あーなるほ
> どなあと思った．やっぱり，そこに，自分がこう考えて判断したか
> らやったということを意識させないと，時間だけが過ぎて自分が何
> をしてきたのだろう．」（Ⓑ）

（2）《相互に学び合う意義を認識》

　リフレクションに参加することで，㉕〈新人看護師の支援で成長する
プリセプター〉など，リフレクションを行った看護師以外の成長を見出
すこともありました．また，㉖〈支援者も看護を深める〉ことを認識し
たことによって，㉗〈看護を語る場・時間の重要性〉の概念が抽出され
ました．さらに，リフレクションの効果を実感した支援者は，㉘〈部署
で独自に看護を語る場を創る〉という新たな行動を起こしました．

㉕〈新人看護師の支援で成長するプリセプター〉

　新人看護師を支援することは，プリセプター自身の成長にもつながる
ことを示します．プリセプターは，部署で新人看護師にOJTを1対1で行
う3〜5年目の看護師で，新人看護師に説明，指導することで，自身の知識・
技術の学習，確認になり，両者が成長する機会となりました．研究協力
者Ⓒ氏は以下のように語っていました．

> 「（プリセプター経験看護師）3年目，4年目ぐらいの人たちが病棟で
> 新人指導をしている．今までは，そういう立場になかった人が，後
> 輩に向かって思うことを伝える機会というのは，レビューの機会で
> もなければ，そんなに語る機会がない．自分の看護観も合わせなが
> ら，こういうところがすごくいい，しゃべってくれる．そういうの
> を見ると，成長した．」（Ⓒ）

㉖〈支援者も看護を深める〉

　支援者は，看護師のリフレクションを通して，看護実践能力を考え，
判断するために，支援者自身も看護についてより深く，考えるようにな
ります．たとえば，研究協力者Ⓑ氏は以下のように語っていました．

> 「いつも看護，看護って何だろうなということ結構考えさせられる．
> それが看護になっているのかなと考えながら，事例を見たり，質問
> を考えたりしています．」（Ⓑ）

㉗〈看護を語る場・時間の重要性〉

　看護師のリフレクションを聞くことで，実際の看護実践では見えにく
い個人の看護観，思い，考えを知る時間になり，支援者は支援するだけ
ではなく，学びもあったことを示します．研究協力者Ⓒ，Ⓕ氏は以下の
ように語っていました．

> 「今の部長が担当の副看護部長さんだった時に，ナイチンゲールの言

葉だったと思うのですけど，例に出して話してくださって，看護の醍醐味みたいなことを話してくれた．（中略）『熟練していく段階の中でも，患者さんによって巻き込まれる経過があるからこそ，その後のどうしていくかというケアが深いものになっていくこともあるんだよ』とおしゃって，すごく，ただの自分の評価というだけでなく，看護を語る場になったのが印象的でした.」(Ⓒ)
「同僚評価者の学びも結構あると思います．同じ職場にいながらも，ああ，こういう気づきがあったんだ．私，その患者さん知っていたけど，知らなかったとか．やっぱり見方が違うので，『そんなふうに捉えていたんだ』『私はそんなふうに捉えたことはなかった』とか．そういう話になっていくので，そこはやっぱり看護観のぶつかり合いですよね．（中略）看護観を話し合う場としての意味あいは大きいですね.」(Ⓕ)

㉘〈部署で独自に看護を語る場を創る〉
　リフレクションの支援をすることで，その効果を実感した支援者は，部署で独自に看護実践について，日常的に語る場を始めたことを示します．支援者がリフレクティブな看護実践の意味，効果を認識したためではないか，研究協力者Ⓓ氏は以下のように語っていました．

「同僚とか，先輩とか，プリセプターだったりとか，スタッフに入ってもらうことによってお互い認め合ったりとかすることのすごい教育的な，お互い教育し合えるような場にはなるんじゃないかなって思うんです.」(Ⓓ)

　以上の概念，カテゴリー，コアカテゴリーについての関係性を検討し，結果図として，**図4**に看護実践のリフレクションの支援と支援者の変化のプロセスに図式化しました．

4　考　察

　本研究では，看護師に対する看護実践のリフレクションの支援者は【看護師が安心して看護を語れる場を創る支援】【看護師と共に看護を探求する】をコアカテゴリーとして，リフレクションの導入展開のプロセスをたどっていることが明らかになりました．
　次にコアカテゴリーを中心にリフレクションの支援のプロセスに沿っ

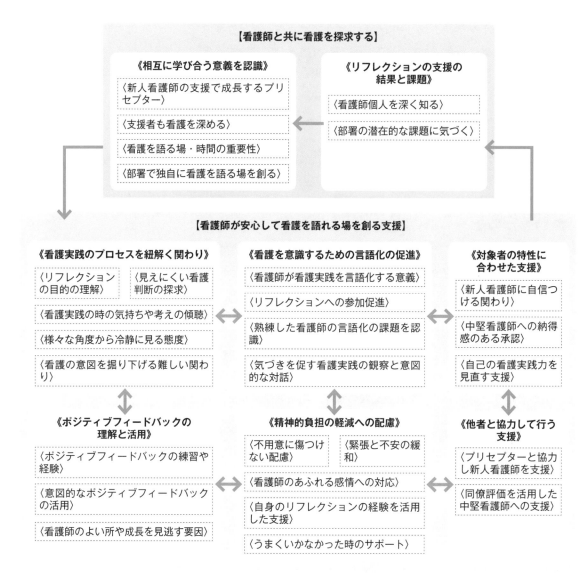

【看護師と共に看護を探求する】

《相互に学び合う意義を認識》

〈新人看護師の支援で成長するプリセプター〉

〈支援者も看護を深める〉

〈看護を語る場・時間の重要性〉

〈部署で独自に看護を語る場を創る〉

《リフレクションの支援の結果と課題》

〈看護師個人を深く知る〉

〈部署の潜在的な課題に気づく〉

【看護師が安心して看護を語れる場を創る支援】

《看護実践のプロセスを紐解く関わり》

〈リフレクションの目的の理解〉　〈見えにくい看護判断の探求〉

〈看護実践の時の気持ちや考えの傾聴〉

〈様々な角度から冷静に見る態度〉

〈看護の意図を掘り下げる難しい関わり〉

《看護を意識するための言語化の促進》

〈看護師が看護実践を言語化する意義〉

〈リフレクションへの参加促進〉

〈熟練した看護師の言語化の課題を認識〉

〈気づきを促す看護実践の観察と意図的な対話〉

《対象者の特性に合わせた支援》

〈新人看護師に自信つける関わり〉

〈中堅看護師への納得感のある承認〉

〈自己の看護実践力を見直す支援〉

《ポジティブフィードバックの理解と活用》

〈ポジティブフィードバックの練習や経験〉

〈意図的なポジティブフィードバックの活用〉

〈看護師のよい所や成長を見逃す要因〉

《精神的負担の軽減への配慮》

〈不用意に傷つけない配慮〉　〈緊張と不安の緩和〉

〈看護師のあふれる感情への対応〉

〈自身のリフレクションの経験を活用した支援〉

〈うまくいかなかった時のサポート〉

《他者と協力して行う支援》

〈プリセプターと協力し新人看護師を支援〉

〈同僚評価を活用した中堅看護師への支援〉

図4　看護実践のリフレクションの支援と支援者の変化のプロセス

て考察します.

【看護師が安心して看護を語れる場を創る支援】

　本研究では,《看護実践のプロセスを紐解く関わり》という支援よりも,《ポジティブフィードバックの理解と活用》に焦点があてられ, リフレクションの展開では〈意図的なポジティブフィードバックの活用〉が増え, 支援の中心となりました.

　なぜ, 本研究では, ポジティブフィードバックが支援の中心となった

のでしょうか.

　これまでの看護実践のリフレクションの支援に関する先行研究では，本研究でも見出された〈看護実践の時の気持ちや考えの傾聴〉〈様々な角度から冷静に見る態度〉〈看護の意図を掘り下げる難しい関わり〉などのスキルについては，同様に報告され，支援のスキルの重要性が指摘されています．たとえば，武藤・前田は，新人看護師へのリフレクションの支援として，プリセプターの問いかけを分析した報告があります[12]．新田らの報告では，リフレクションの支援の方略として，【見極めながら体験を語らしめる】などの7つの方略を出しており，内発的動機づけに関連するものも見られます[13]．しかしながら，《ポジティブフィードバックの理解と活用》を最優先した研究報告はほとんど見られません．

　一方，本研究の対象者はなぜ，ポジティブフィードバックにこだわったのか，この裏づけとして，マズロー（Maslow, 1908～1970）の基本的欲求と，ポジティブ心理学の知見をもとに，ポジティブフィードバックとの関係で説明を試みます．

　マズロー（1970=1987）の基本的欲求では，最初に生命の維持に関する生理的欲求があり，次に安全に関する欲求があり，3番目に所属と愛の欲求があり，4番目にある承認欲求について，次のように述べています[14]．

　「承認の欲求とは，我々の社会ではすべての人々が，安定したしっかりした根拠をもつ自己に対する高い評価，自己尊敬，あるいは自尊心，他者からの承認などに対する欲求・願望をもっている．第二に，（他者から受ける尊敬とか承認を意味する）評判とか信望，地位，名声と栄光，優越，承認，注意，重視，威信，評価などに対する願望と呼べるものがある．（中略）自尊心の欲求を充足することは，自信，有用性，強さ，能力，適切さなどの感情や，世の中で役に立ち，必要とされるなどの感情をもたらす．しかし，逆にこれらの欲求が妨害されると，劣等感，弱さ，無力感などの感情が生じる．これらの感情は，根底的失望か，さもなければ，補償的・神経症的傾向を引き起こすことになる」[14]．

　また，承認と内的動機づけは，深い関連があるとマズローは述べており，さらに，デシの内発的動機づけに関する理論では，外発的動機づけは一時的なものであり，報酬がなくなると急速に損なわれます（Deci, 1995=1999）[15]．本論文の看護実践のリフレクションでは，昇給との関連は2施設ともになく，外発的動機づけはほとんど見あたりません．内発的動機づけとして，看護師の実践能力の承認，向上心，自信，自己効力感などが考えられます．太田（2007）によれば，ハーズバークのモチベーション理論では，承認欲求が重要な位置にあり，①モチベーションを上げる，

②業績を上げる，③離職を防ぐなどの効果があるとされています[16]．また，ポジティブ心理学のセリグマン（Seligman, 1998=2006）は，肯定されることによって人は自身に自信をつけ，言語化も進み，逆に改善点についても対処する余裕が出てくると述べています[17]．

　マズロー，セリグマンらの理論的根拠があるように，《ポジティブフィードバックの理解と活用》は，看護師が看護実践について緊張や不安をもちながらも語ってもよいと思える場を創る重要な柱となり，リフレクションの支援に効果をもたらしていました．

　しかし，医療の現場では，患者の弱点，問題を明確にし，その点を改善，問題解決する思考が中心となっています．そのため，ネガティブフィードバックが多い傾向にあり，看護師をお互いに承認する文化が築かれてきませんでした（手島，2014）[18]．センゲ（2006=2011）も同様に，成人には問題解決してきた副産物として，ネガティブ・ビジョンがあると述べています[19]．

　実際に，支援者にとって，ポジティブフィードバックを活用することは，実は，容易なことではなく，事前の準備学習として〈ポジティブフィードバックの練習や経験〉のために，研修などで支援者同士がDVDを見て，ロールプレイの練習をしても実施するためには努力を要しました．そのため，リフレクションの場で，支援者自身が〈看護師のよい所や成長を見逃す要因〉になることもあり，特に，〈中堅看護師への納得感のある承認〉には苦慮していました．看護師たちは，経験年数が高くなればなるほど，褒められることはほとんどないと，インタビューでも答えていました．その結果，支援者による《ポジティブフィードバックの理解と活用》によって，看護師は，安心して看護を語れる場であることを認識して，看護の対話は，さらに活発になりました．本研究の研究協力者は，経験年数，役職も異なりますが，ポジティブフィードバックを否定したものはいませんでした．

　このポジティブフィードバックを活用した支援は《精神的負担の軽減への配慮》とも深く関連しています．リフレクションにおける日常では見えにくい自己の価値観，看護観などについて熟慮する過程は，不安，危険性も関連していることを理解しなければなりません（Driscoll and Cassedy, 2013）[20]．本研究では，〈緊張と不安の緩和〉〈看護師のあふれる感情への対応〉〈うまくできなかった時のサポート〉などの《精神的負担の軽減への配慮》が行われた結果，支援者と看護師との関係が構築され対話が促進されたと言えます．さらに，本研究の支援者は，支援をする看護師と同じ部署に所属しており，日常的に信頼関係があった可能性もあります．

　一方，支援者が指導的立場にあることで，看護師は，逆に支援者が好

意的にとると思われる反応を示すなどの，管理的に気になる一面が出現する可能性はあります．現在，この研究対象の医療機関では，リフレクションに参加することで，特にインセンティブな扱い，給与などの差額は生じていません．しかし，アメリカにおいては，クリニカルラダーのレベルが上がることと給与は関連しており，今後，日本においても変化する可能性はあります．看護実践のリフレクションがより組織的な学習となり，インセンティブな一面が強くなることも考えられます．その際，リフレクションの参加にあまり意欲的でない看護師に対する対応を検討する必要が出てきます．いずれにしても，支援者は，研修以上に看護師に対する《精神的負担の軽減への配慮》が重要であることを自覚する必要があります．

　さらに，教師教育学のコルトハーヘン（Korthagen, 2001=2010）は，リフレクションの支援を上達させる近道は，自分自身がリフレクションを行うことだと述べ，支援者同士が，実際に行ったリフレクションについてのリフレクションを行うことを推奨しています[21]．すなわち，支援者自身も，リフレクションを経験することで緊張や不安を経験し，さらに，終わった後の安堵感，自己の振り返りの意味を認識することになります．センゲは，対話の場づくりとファシリテーションはそれ自体が修練であり，その方法を理解するためには，対話を大切にする気持ちと謙虚さが要求されると示唆しています[22]．

　次に，対象者の特性に合わせた支援について述べます．
　特に，新人看護師への支援には，《ポジティブフィードバックの理解と活用》と《精神的負担の軽減への配慮》の2つが大きな役割を果たしました．〈新人看護師に自信をつける関わり〉〈プリセプターと協力し新人看護師を支援する〉さらに，〈意図的なポジティブフィードバックの活用〉では承認される，ポジティブフィードバックを受けると，話してもよい場であると認識され，それが対象に合わせたリフレクションの支援の1つとして，新人看護師の成長を支える関わりとなりました．

　一方，リフレクションの支援者が直面したのは，中堅看護師の臨床現場で見られる熟練した看護実践の根拠，表現ができないという，〈熟練した看護師の言語化の課題を認識〉することでした．中堅看護師の熟練した看護実践は，看護師自身の中で，「看護」が認識されずに業務の1つとして捉えられます．そのため，その看護師の認識には残らず，記憶もされず，わざわざリフレクションで話すようなこともないと中堅の看護師は答えていました．特に，一通りの仕事ができるようになっていることが認識の妨げになり，日々の何気ない日常生活援助行動に潜んでいる専門家の知恵は本人たちには特に見過ごされやすいです．

これは，ショーンが言う「秘技性と熟練（mystery and mastery）」[注1]と同じであり，専門職の実践の活動がルーティン化すればするほど，自身の行動についてあまり考えなくなる危険性は増大し，最終的にはもう修正されえないパターン化された行動になります（Schön，1983=2007）[23]．また，センゲも学習障害として，状況の変化に気がつかない，「ゆで蛙の寓話（The parable of the boiled frog）」[注2]を例にあげていました．彼は，この状況に対して，ペースダウンして，ゆっくり考えることを提唱しています[24]．その1つの方策が，リフレクションです．ベナー（2011）も，中堅看護師が必ずしも的確な臨床判断ができず，個別の状況への認識が乏しく，対話ができないこともあったと指摘しています[25]．

支援者は，こうした状況を改善するために，《看護を意識するための言語化の促進》に取り組みました．この支援の目的は，看護師が，患者の看護について考え，言語にして，意識して看護実践ができるようになることです．その結果，看護の一連の過程，つまりアセスメント，看護計画，実施，評価についての記録も充実し，言語化がさらに，促進されます．

中堅看護師への支援は，リフレクションの場だけでできるものではなく，支援者が日常の看護実践に関心を寄せ，中堅看護師の看護実践を観察したり，対話をしたりすることでその看護師と関わり，看護について認識を引き出しました．看護実践について語る少ない言葉の裏に，いかに思い，判断があるのかを理解していなければ，表面的な理解しかできません．語っている本人も認知できていない場合もあり，そこで，中堅看護師には〈気づきを促す看護実践の観察と意図的な対話〉による関わりや〈同僚評価を活用した中堅看護師への支援〉を行っていました．また，キャリアを見直す段階でもあり〈自己の看護実践力を見直す支援〉も行い，本人の価値観，看護観を一緒に見つける対話，気づきを促す質問などの中堅看護師への多様な支援を要しました．

これらの承認と対話を重視した中堅看護師への看護実践のリフレクションに関する先行研究は，あまり見られませんでした（小山田，2007；須賀，2017）[26,27]．しかし，中堅看護師の看護実践能力の向上や，モチベーションの維持には重要な関わりであると考えます．

これまで述べてきた《ポジティブフィードバックの理解と活用》《精神的負担の軽減への配慮》《看護を意識するための言語化の促進》のカテゴリーが整ったことで，《看護実践のプロセスを紐解く関わり》のスキルがより活発に展開できるようになったのではないかと推察できます．したがって，看護実践のリフレクションの導入段階では，支援の基盤となる【看護師が安心して看護を語れる場を創る支援】を重視する必要があります．

【看護師と共に看護を探求する】

　本研究では，看護実践のリフレクションの支援において，看護師が支援者との対話を通じて，経験を言語化，外化し，その経験を一緒に俯瞰し，話し合う行うことを重視していたことが，明らかになりました．これは，市瀬（2017）によれば，ヴィゴツキーの最近接発達領域に関する学習理論と一致し，1人で考えるだけではなく，看護実践を対話により話し合うことで，人と出会い，共有することが新しい学び，成長につながります．この学びと成長は個人の内面で完結するものではなく，具体的な状況で他者と関わり合うプロセス，協働と対話の中から生まれるのです[28]．支援者は，対話を促進する基盤として，安心して看護を語れる場を創ることを意図してきました．さらに，看護を語る場ができることで，看護師も支援者も《相互に学び合う意義を認識》することとなり，これが，【看護師と共に看護実践を探求する】ことを重視する土壌を醸成することになりました

　リフレクションは，実践と理論，知識との架け橋になっています．支援者は，看護師が理論や解剖生理，病態学などの知識があるだけでなく，実際の患者に結びつけて，関連づけ，看護を実践する中で，患者の意思，権利について考え，苦悩している看護師のリフレクションを聞くことによって，本当の看護師の実践能力を見出しました．その第一歩が看護実践の言語による表現であることに，支援者は気がつきました．

　ソーヤー（Sawyer, 2006=2009）は，人は自分の考えを外に出すこと（外化）によって，静かに学んでいる時よりもすばやく，そして深く学ぶことができるといい．彼は，ヴィゴツキーの最近接発達領域に関する学習理論で，「あらゆる知識は目に見える社会的な相互作用として始まり，徐々に学習者によって内化され学習者の思考を形成する」と述べています[29]．

　リフレクションを促進する対話の支援について，センゲ（2006）は，対話には，1年もしくは，それ以上の時間が必要かもしれない，それに熟達することは生涯の仕事であるとも述べています[30]．つまり，リフレクションには継続性が必須であり，研修などの単発のリフレクションで行うことは容易ではないことを示唆しています．

　ここで改めて，看護実践のリフレクションの支援者の目的を見直すと，「看護師が自身の看護実践について，リフレクションができるようにすることであり，その場で，効果的なリフレクションができるように関わること」です．これまでの看護師個人のリフレクションの効果として，1人ひとりの課題，成長がありますが，センゲの「システム思考」で考えると，実は，その課題がその看護師1人のみの問題ではなく，その部

署の看護実践の実態が可視化されることに気がつきました．たとえば，新人看護師の「多忙現場で，ルティーンワークになって，時間だけが過ぎて，自分が何をしてきたのだろう．看護したのかと思う」という発言から，支援者が当然だと認識していた前提を疑い，看護が意識しにくい臨床現場という〈部署の潜在的な課題に気づく〉ことになりました．これが，センゲの「システム思考」であり，アージリスの「ダブルループ学習」[注3]になり，支援者の思考が変化しました[31]．

　支援者は，臨床における看護実践の質を高めるために，リフレクションが果たす目的，役割を理解し，効果的なリフレクションの場にするために，いかなる支援が必要なのかを理解することが重要です．単に，質問のスキルのレベルアップだけではありません．

　したがって，実践から学ぶとは，実践と省察を繰り返すという試行錯誤のプロセスをチームで探求していくことにより，システムに潜むメンタル・モデルに気づくことであり（中村，2009）[32]，また，臨床看護実践を語り，同僚と共有することは，個人，グループ，組織の3つのレベルの発達に効果をもたらします[33]．

　以上のことから，指導的立場にある看護師がリフレクションの支援をするには，看護師が安心して看護を語る場を創るための要件を整える必要性が明らかになりました．その看護師が自己の看護実践について話してもよい，という環境設定をどのようにするかが，重要な要件です．本研究の結果からは，支援者が看護師への《ポジティブフィードバックの理解と活用》により，看護師の特性に合わせて《精神的負担の軽減への配慮》をすることが重視されました．この環境が整うと，看護師が話してもよいという安心と自信を感じます．近田は，学習・成熟の過程で，矛盾を乗り越え苦しみと新しいことを学ぶ楽しさを実感し，自信を得ていく前提には，前向きな情緒の安定，承認の体験を経て成立すると，述べています（近田，2001）[34]．

　したがって，看護師がポジティブフィードバックなどで承認されたり，精神的負担が緩和されるなどの情緒的安定が保証される環境が整うと，《看護を意識するための言語化の促進》につながり，《看護実践のプロセスを紐解く関わり》の支援が効果を発揮することが明らかになりました．特に，看護実践の言語化に課題がある新人看護師や中堅看護師に対応するためには，傾聴や質問などのコミュニケーションするスキルも必要ですが，まず看護師自身が，精神的に落ち着いて，看護の話をしてもよいという気持ち，場の雰囲気を作ることが重視されました．そのために，新人看護師や中堅看護師などの《対象者の特性に合わせた支援》や《他者と協力して行う支援》などの工夫もありました．支援を継続することで，支援者は看護師と，《相互に学び合う意義を認識》することとなり，

【**看護師と共に看護を探求する**】，学習する組織へとつながる変化が見られました．

第4回　『Trial & Error』

第3章の「ALACTモデル」に沿って，今度は，リフレクションを実施してみましょう．

①参加者は，「傾聴」に心がけ，安心して話せる雰囲気を作ってみましょう．メモをとらずに，じっくり耳を傾けて聞いてみましょう．

②リフレクションを実施する方は，一度簡単に事例について，レポートしてから話すと落ち着いて話せると思います．

③参加者は，リフレクションの中で「8つの質問」を片隅において，看護実践の話を聴いてみましょう．必要に応じて，質問をしてみましょう．

＊時間をとり過ぎると，継続することが負担になるので，リフレクションは1人のもち時間を15〜30分以内で始めてください．

引用文献

1）東めぐみ（2009）：看護リフレクション入門，ライフサポート社，東京

2）Johns, C.（2017）：Becoming a Reflective Practitioner 5th Edition, Wiley-Blackwell, Hoboken

3）Tanner, C.A., 中山洋子（2017）：経験に学び自律した臨床判断ができる看護師と病棟チームを育てる，看護管理，27（4），268-275

4）奥田玲子（2012）：対話リフレクションによる臨床看護師の学びの構成要素と学びを促進するファシリテーターのかかわり，国立病院看護研究学会誌，8（1），2-13

5）神原裕子（2014）：新人看護師教育に関わる看護師が認識するリフレクションの効果，日本看護学教育学会誌，23（3），47-57

6）武藤雅子，前田ひとみ（2018）：新人看護師のリフレクション支援に向けたプリセプター育成プログラムの検討，日本看護科学会誌，38，27-38

7）新田和子，畦地博子，野島佐由美（2019）：リフレクションを支援する看護師の方略に関する研究，高知女子大学看護学会誌，44（2），1-10

8）飯岡由紀子，中山祐紀子，渡邉直美，他（2019）：End-of-Life-Careの実践を支援するリフレクションプログラムの開発，Palliative Care Research, 14（2），89-95

9）河野秀一（2013）：実践 看護マネジメントリフレクション，メディカ出版，大阪

10）倉岡有美子（2017）：「経験学習を基盤とした看護管理能力開発プログラム」に参加した就任初期の看護師長の経験学習の内容—経験学習実行度の高かった上位10名の経験学習ノートの分析，日本看護科学会誌，37，364-373

11）木下康仁（2007）：ライブ講義M-GTA，66-68，弘文堂，東京

12）前掲書6）

13）前掲書7）

14）Maslow, A.H.（1970）：MOTIVATION AND PERSONALITY Second Edition, Harper and Row, Pabulishers, New York（小口忠彦 監訳（1987）：人間性の心理学，56-79，産業能率大学出版部，東京）

15）Deci, E. L., Flaste, R.（1995）：Why We Do What We Do：The Dynamics of Personal autonomy, G. P. Putnam's Sons, New York（桜井茂男 監訳（1999）：人を伸ばす力—内発と自律のすすめ，59-122，新曜社，東京）

16）太田肇（2007）：承認欲求，12-117，東洋経済新報社，東京

17）Seligman, M. E. P.（1998）：21世紀の心理学の2つの課題，島井哲志 編（2006）：ポジティブ心理学—21世紀の心理学の可能性，22-29，ナカニシヤ出版，京都

18）手島恵 編（2014）：看護のためのポジティブ・マネジメント，120-175，医学書院，東京

19）Senge, P.M.（2006）：The FIFTH DISCIPLINE：The Art and Practice of The Learning Organization, Broadway Business an imprint of the Crown Publishing, New York（枝廣淳子，小田理一郎，中小路佳代子 訳（2011）：学習する組織—システム思考で未来を創造する，22-45，63，英治出版，東京）

20）Driscoll, J., Cassedy, P.（2013）："Supervision for supervisors：icing on the cake or a basic ingredient for the development of clinical supervision in nursing?" Bulman, C. and Schutz, S. eds., Reflective Practice in Nursing Fifth Edition, John Wiley and Sons, Oxford（田村由美，池西悦子，津田紀子 監訳（2014）：看護における反省的実践，原著第5版，19-23，210-211，看護の科学社，東京）

21）Korthagen, F. A. J., eds（2001）：Linking Practice and Theory：The Pedagogy of Realistic Teacher Education, Lawrene Erbaum Associates, Mahwah（武田信子 監訳（2010）：教師教育学—理論と実践をつなぐリアリスティックアプローチ，128-134，学文社，東京）

22）前掲書19），63

23）Schön, D.A.（1983）：The Reflective Practitioner：How Professionals Think in Action, Basic Books, New York（柳沢昌一，三輪建二 監訳（2007）：省察的実践とは何か—プロフェッショナルの行為と思考，21-38，38-56，147-152，305-325，408，鳳書房，東京）

24）前掲書19）

25）Benner,P., Kyriakidis,P.H., Stannard,D.（2011）：Clinical Wisdom and Intervention in Critical Care：A Thinking-in-Action Approach, 2nd Edition, Springer Publishing Company, New York（井上智子 監訳（2012）：ベナー 看護ケアの臨床知，第2版，871-875，医学書院，東京）

26）小山田恭子（2007）：中堅看護師の能力開発における「ナラティブを用いた内省プログラム」の構築に関する基礎研究，日本看護管理学会誌，11(1)，13-19

27）須賀由美子（2017）：中堅看護師が看護実践を継続的に語ることによって生じた変化，日本赤十字九州国際看護大学紀要，16，1-14

28）市瀬博基（2017）：看護管理者のための組織変革の航海術，52-59，医学書院，東京

29）Sawyer,R.K.（2006）：The Cambridge Handbook of the Learning Sciences, Cambridge University Press, Cambridge（森敏昭，秋田喜代美 監訳（2009）：学習科学ハンドブック，1-13，培風館，東京）

30）前掲書19），45

31）Argyris, C.（2010）：Organizational Traps：Leadership, Culture, Organizational Design, Oxford University Press, Oxford（河野昭三 監訳（2016）：組織の罠，109，文眞堂，東京）

32）中村香（2009）：学習する組織とは何か—ピーター・センゲの学習論，116，118-123，鳳書房，東京

33）前掲書3）

34）近田敬子（2001）：成長し続ける職業人であるために，Quality Nursing，7（8），4-6

第 5 章

リフレクションの支援と
看護師の変化

本章のねらい

　リフレクションの支援を受けた看護師の側から見た支援内容について，どのように支援が行われたのか，受けた看護師の反応，影響にはどのようなことがあったのか，研究結果を踏まえて解説します．リフレクションの支援を受けることは，学び，成長などのよい面と精神的負荷がかかるという側面もあります．

1　本章の目的

　第4章では，医療施設において実際に，看護実践のリフレクションの支援がいかに行われているかを明らかにしました．では，その支援を受けた看護師には，リフレクションの経験はいかなる影響，効果があったのでしょうか．リフレクションは，他者との相互作用であり（Dewey, 1938）[1]，支援する側だけの満足感だけでは不十分であり，むしろ，支援を受けた看護師の反応，変化のほうが重要です．

　これまでの看護領域の研究では，リフレクションを実施した看護師，看護学生にどのような学び，成果が見られたかという報告は数多く見られます（田村ら, 2008；小竹, 2011；青木, 2014）[2~4]．しかし，リフレクションの支援を受けた看護師が，いかなる支援を受け，その結果，いかなる効果，変化が生じたのかについて，検討した研究は，リフレクションの研修プログラムの評価として，研修前後を比較した報告が散見される程度です．たとえば，小山田（2007）は，中堅看護師を対象とするナラティブを用いた批判的内省プログラムの評価として，プログラム実施後の参加者の学習経験の分析をしています[5]．しかし，プログラムの効果は十分得られなかったといいます．また，神原（2014）は，新人看護師と指導者の指導に関する認識を比較検討し，指導者の関心は指導の難しさや成長に向けられており，新人看護師の目に見える行動を評価し，新人看護師が認識した気づきや思考の深まりを過少評価している可能性があると報告しています[6]．

　このように，リフレクションの支援と，看護師の行動の変化との関連についての報告は少ないのです．その原因として，多くの看護領域の研究では，リフレクションの支援者が研究者であり，支援に関するデータは少ないことが理由として考えられます．

　本章の目的は，看護実践のリフレクションにおいて，看護師は支援者からいかなる支援を受けたのか，さらにその看護師に生じた変化のプロセスを明らかにすることです．この研究成果は，支援を受ける看護師の視点から見た，リフレクションの効果的な支援，支援における課題など

の示唆を得ることができ，リフレクションの支援者育成の基礎資料とすることが期待できます．

2　研究方法

研究協力者・研究方法

　本研究は，看護師が受けた看護実践のリフレクションの支援と看護師の変化のプロセスに焦点をあてた半構成的面接法による質的帰納的研究です．

　対象施設の看護部長に研究の目的・意義を説明し，承認を得て，対象者を公募しました．

　研究の主旨に賛同し，インタビューに同意が得られた人と時間，場所を調整し，45～60分としました．半構成的面接法で，インタビューガイドを用いて，リフレクションの支援を受けた看護師に，受けた支援の内容と支援による自身の変化について，具体的に尋ねました．

　研究協力者は，研究協力が得られたA大学2病院で，リフレクションの支援を2回以上受けた経験をもち，研究の承諾が得られた看護師としました．理由として，1回の支援の経験では客観的に考えることができないと考えたためです．

　研究期間は，2013年12月～2014年9月でした．

倫理的配慮

　本研究は，研究者の所属大学院の倫理審査委員会の承認（承認番号2013-65）を得ました．さらに対象施設の看護部長の承認を得て，研究協力者を公募しました．インタビュー前に，文書にて研究目的，調査内容，倫理的配慮，組織・個人の自己決定の権利，途中でも辞退できることを説明し，同意を得て開始しました．内容は許可を得た後にICレコーダーに録音し，逐語録は，研究協力者による確認を得ました．

分析方法

　本研究のテーマである看護実践のリフレクションでは，リフレクションを行う看護師と，その支援をする支援者との間には，お互いに看護について考えるという社会的相互作用がありM-GTA（木下，2007）[7]を用

いて分析することが適切であると考えました．分析は，M-GTAの手順に沿って逐語録を熟読し，分析テーマに沿って，分析ワークシートを用いて，概念を生成しました．分析焦点者は，「リフレクションの支援を2回以上受けた看護師」で，分析テーマは，「看護実践のリフレクションで看護師は支援者からいかなる支援を受け，その結果，自身に生じた変化のプロセス」としました．

なお，分析の信頼性・妥当性を確保するために，分析の過程において研究協力者に，概念やカテゴリーを提示し確認し，メンバーチェッキングを行い，検討，修正を行いました．さらに，看護管理の専門家および，質的研究者に継続的にスーパーバイズを受けました．

3 結　果

研究協力者の内訳

看護師8名で，内訳は女性7名，男性1名で，平均経験年数9.37年，インタビューの平均時間は38分でした．リフレクションの支援を受けた回数の平均は2.2回，全員が看護師で役職などについていませんでした．経験年数によっては，プリセプターや同僚としてリフレクションの支援を経験した者もいました（**表1**）．

分析結果

逐語録の分析の結果，20概念，6カテゴリー，3コアカテゴリーが抽出されました．分析結果として，最初に全体像としてのストーリーラインを提示し，次に，プロセスを構成する要素について説明を示します．なお，概念を生成する根拠となった語りのデータは，*斜体*で示し，特徴的なセンテンスのみ抜粋，要約しました．研究協力者は，アルファベットで表記しました．以降は，〈概念〉，《カテゴリー》，【コアカテゴリー】の記号で提示しました．

1．全体像としてのストーリーライン

看護師は看護実践のリフレクションの参加を決定する前に，《支援者の勧めと自己の看護実践の経験を振り返る動機づけ》の支援を受けました．最初は〈支援者からの勧めや自己の役割を考えてのリフレクションへの参加〉でした．しかし，ほとんどの看護師が支援者の勧めだけでは

表1　研究協力者の内訳

		経験年数（年）	職位	リフレクションの支援を受けた回数（回）	リフレクションを支援した回数（回）	インタビュー時間（分）
1	A	15	看護師	2	複数	29
2	B	5	看護師	2	1	29
3	C	6	看護師	3	1	36
4	D	4	看護師	2	無	30
5	E	8	看護師	2	複数	43
6	F	18	看護師	2	無	49
7	G	12	看護師	2	無	43
8	H	7	看護師	3	複数	45
平均		9.37		2.25		38

なく〈印象深い受け持ち患者の看護実践の経験の意味づけへの関心〉もあるという，やや【曖昧な動機でリフレクションに参加】することになりました．そして，その経験を〈書くことによる看護実践の思い・考えの整理〉を行いました．実際のリフレクションでは，支援者からのポジティブフィードバックを活用した支援を受け，その結果，《ポジティブフィードバックがもたらした看護師の喜びと自信》が見られました．一部の看護師に〈承認の経験が少ない看護師の戸惑いと喜び〉が見られましたが，多くは〈部署の師長に自分の看護を承認された喜び〉を実感し，特に〈新人にもたらされた承認による自信〉となりました．リフレクションを展開する中で看護師は〈看護実践の承認による安堵感と自信〉を獲得し，さらに，〈支援者の質問・対話等で深める看護実践の思い・考え〉や〈支援者の質問・対話等で気づく患者家族・自分の価値観〉などについて考える機会となりました．中堅看護師は，自分の看護実践の振り返りによって，〈患者中心の看護の意味を再確認〉しました．これらの支援によって，看護師は《支援者との質問・対話等の関わりで探求し意味づける看護実践》を認識しましたが，同時に《リフレクションの参加による精神的負担と負担の緩和》という経験をした看護師もいました．〈支援者の否定的な関わりによる精神的な負担〉を感じたりしましたが，〈別の支援者による傷ついた経験のサポート〉もありました．すなわち，看護実践のリフレクションの場では〈信頼できる人の存在が緊張を緩和〉しました．このように【看護師の意思や感情を重視する支援がもたらした看護を探求する喜びと自信】をリフレクションに参加する中で，看護師は獲得しました．

　その結果，看護師には《看護実践のリフレクションに意義を見出す》という変化が現れました．たとえば，〈看護のやりがいと面白さの発見〉が見られ，さらに，部署の看護師同士が〈看護実践のリフレクションを

共有する喜び〉を感じ，〈承認による職業継続の動機づけ〉となりました．
また，〈看護を意識することで看護業務への姿勢が変化〉することに気
がつきました．

　さらに，リフレクションを継続した看護師は〈複数回参加による看護
師の考え・判断の深化と行動の変化〉を認識し，その結果，看護師は〈リ
フレクションの学びを新人看護師の教育に活用〉したり，〈自ら日常の
看護実践の場でリフレクションを試行〉するなどの行動の変化が見られ
ました．これらは看護師が《リフレクションの継続による効果を実感し
教育・実践に使用》した結果ではないかと考えます．すなわち，看護実
践のリフレクションとその支援によって，看護師には，【リフレクショ
ンを意図的に看護実践・教育に活用】しようというポジティブな変化が
生じていました．

2. プロセスを構成する要素

　最初に，抽出された，構成要素を順に説明します．**表2**に看護師が受
けた看護実践のリフレクションの支援とその影響・変化のプロセスの概
念・カテゴリー・コアカテゴリーの一覧を示します．

　次に，概念・カテゴリー・コアカテゴリーの関係について検討しました．
その結果，結果図として，**図1**に看護師が受けたリフレクションの支援
とその影響・変化のプロセスを図式化しました．

　看護師が受けた看護実践のリフレクションの支援とそれによる看護師
の変化のプロセスでは，3つのコアカテゴリーが抽出されました．最初，
リフレクションの前段階として，看護師は勧められるままに，【曖昧な
動機でリフレクションに参加】を決めました．次に，実際にリフレクショ
ンに参加したことによって，支援者から，ポジティブフィードバック，
精神的負荷の緩和，質問と対話の関わりなどの【看護師の意思や感情を
重視する支援もたらした看護を探求する喜びと自信】を得るという段階
になりました．さらにリフレクションを継続した結果，看護師はその学
びを新人教育や看護実践に活用しました．すなわち，看護師は【リフレ
クションを意図的に看護実践・教育に活用】する段階へと変化しました．
次にコアカテゴリーから段階を追って説明します．

1）【曖昧な動機でリフレクションに参加】

　多くの看護師が最初，明確な動機をもってリフレクションに参加した
わけではなく，職場の上司である支援者に勧められたり，受け持ち患者
の看護実践の経験が影響していました．《支援者の勧めと自己の看護実
践の経験を振り返る動機づけ》によって，リフレクションに参加しまし
た（**図2**）．

（1）《支援者の勧めと自己の看護実践の経験を振り返る動機づけ》

《支援者の勧めと自己の看護実践の経験を振り返る動機づけ》のカテゴリーはリフレクションの直接的な支援ではありませんが，この最初の動機づけがなければ，リフレクションへの参加には至らないため，実はリフレクションの導入段階では，重要な支援です．

看護師は①〈支援者からの勧めや自己の役割を考えてのリフレクションへの参加〉を考えました．また，ただ支援者に勧められるだけでなく，看護師自身の②〈印象深い受け持ち患者の看護実践の経験の意味づけへの関心〉などからリフレクションへの参加を検討していました．さらに，リフレクションの準備段階で，③〈書くことによる看護実践の思い・考えの整理〉になることを実感し，言語化をする動機づけになりました．

表2　看護師が受けた看護実践のリフレクションの支援と看護師の変化のプロセスの概念・カテゴリー・コアカテゴリーの一覧

コアカテゴリー	カテゴリー	概　念
【曖昧な動機でリフレクションに参加】	《支援者の勧めと自己の看護実践の経験を振り返る動機づけ》	①〈支援者からの勧めや自己の役割を考えてのリフレクションへの参加〉
		②〈印象深い受け持ち患者の看護実践の経験の意味づけへの関心〉
		③〈書くことによる看護実践の思い・考えの整理〉
【看護師の意思や感情を重視する支援がもたらした看護を探求する喜びと自信】	《ポジティブフィードバックがもたらした看護師の喜びと自信》	④〈部署の師長に自分の看護を承認された喜び〉
		⑤〈承認の経験が少ない看護師の戸惑いと喜び〉
		⑥〈新人にもたらされた承認による自信〉
		⑦〈看護実践の承認による安堵感と自信〉
	《リフレクションの参加による精神的負担と負担の緩和》	⑧〈信頼できる人の存在が緊張を緩和〉
		⑨〈支援者の否定的な関わりによる精神的な負担〉
		⑩〈別の支援者による傷ついた経験のサポート〉
	《支援者との質問・対話等の関わりで探求し意味づける看護実践》	⑪〈支援者の質問・対話等で深める看護実践の思い・考え〉
		⑫〈支援者の質問・対話等で気づく患者家族・自分の価値観〉
		⑬〈患者中心の看護の意味を再確認〉
【リフレクションを意図的に看護実践・教育に活用】	《看護実践のリフレクションに意義を見出す》	⑭〈看護のやりがいと面白さの発見〉
		⑮〈看護実践のリフレクションを共有する喜び〉
		⑯〈看護を意識することで看護業務への姿勢が変化〉
		⑰〈承認による職業継続の動機づけ〉
	《リフレクションの継続による効果を実感し教育・実践に使用》	⑱〈複数回参加による看護師の考え・判断の深化と行動の変化〉
		⑲〈リフレクションの学びを新人看護師の教育に活用〉
		⑳〈自ら日常の看護実践の場でリフレクションを試行〉

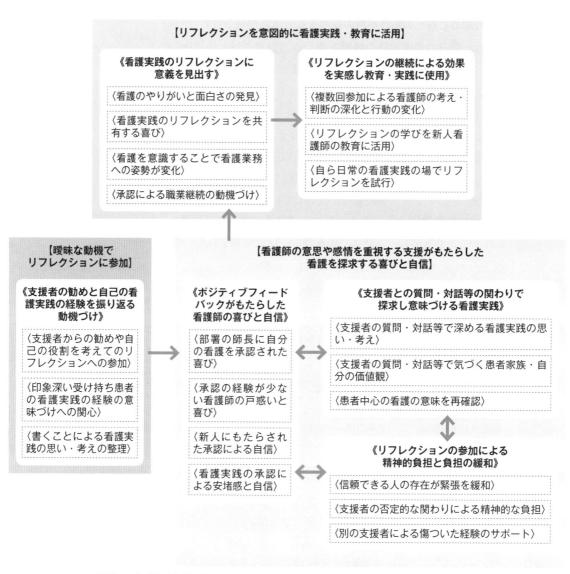

図1 看護師が受けたリフレクションの支援と看護師の変化のプロセス

【曖昧な動機でリフレクションに参加】

《支援者の勧めと自己の看護実践の経験を振り返る動機づけ》

〈支援者からの勧めや自己の役割を考えてのリフレクションへの参加〉

〈印象深い受け持ち患者の看護実践の経験の意味づけへの関心〉

〈書くことによる看護実践の思い・考えの整理〉

図2 【曖昧な動機でリフレクションに参加】

① 〈支援者からの勧めや自己の役割を考えてのリフレクションへの参加〉
　リフレクションを受けるきっかけや動機などを示します．看護師の多くは，師長や主任，プリセプターなどの勧めで，リフレクションへの参加を決めていました．他には，新人教育係などの役割についたことがきっかけで，自身の看護実践について考えるようになった看護師がリフレクションに参加していました．たとえば，研究協力者Ⓔ氏は以下のように語っていました．

「クリニカルラダー3を受けようと思ったのは自分からです．6年目の時に現任教育に携わらせていただいて，その3月の年明けに，7年目から『新人教育を任せたい』というふうに言われていたので，レビューを受けている側の気持ちだけじゃなくて，レビューをする側の体制とか，そのへんを学ばなきゃいけないと思って受けた．」(Ⓔ)

② 〈印象深い受け持ち患者の看護実践の経験の意味づけへの関心〉
　重症，複雑なあるいは経過の長い受け持ち患者の看護実践を経験した後で，その看護実践の経験が気になり考えてみたいと思い，リフレクションへの参加を決めたり，経験2年目以上の看護師では，自身の看護実践能力について振り返りたいと考えていました．研究協力者Ⓕ氏は受け持ち患者の経験を以下のように語っていました．

「病棟から外来に来て，自分がいた病棟ががんの患者さんが多かった，自分の身内もがんで死んで，がん患者の関わりみたいなところを振り返ってみたいなと思ったので，そこで，ラダーをやることで，自分が家族に関わった関わり方がどうだったのかっていう振り返りと，自分の受け持ちの患者さんに対しての関わり方がそれで本当によかったのかっていうところを振り返ってみたかった．」(Ⓕ)

③ 〈書くことによる看護実践の思い・考えの整理〉
　看護師が，その看護実践について，カルテなどを確認しながら書くことで，その時の自身，あるいは対象者についての思い，考えを整理し，明らかになることです．看護実践の経験を言葉にして，表現することで思い出したり，確認したり，考えることによって整理されると，研究協力者のⒸ氏は語っていました．

「やっている時，その場で一生懸命だから，正しいと思って全部やっていると思いますけど，実際書いてみたりすると，あれ，私，ここで何考えてこうしたのだろうとか，どういう考えでこういう行動を

とったんだろうという振り返りをしながら書くので．（中略）その
場ではとっさというか，何となく考えてやることが，文章にすると，
自分の考えていることがよりわかりやすくなった.」（ⓒ）

2)【看護師の意思や感情を重視する支援がもたらした看護を探求する喜びと自信】

　リフレクションの展開では，看護師が自身の意思や感情が大切にされ
ていることを実感すると，看護師は，支援者との質問・対話などによっ
て自己の看護実践の探求へと進み，そこで看護の面白さに気づき，自信
を獲得しました．カテゴリーは，《ポジティブフィードバックがもたら
した看護師の喜びと自信》《リフレクションの参加による精神的な負担
と負担の緩和》《支援者との質問・対話等の関わりで探求し意味づける
看護実践》という3つのカテゴリーによって構成されました（**図3**）．

（1）《ポジティブフィードバックがもたらした看護師の喜びと自信》

　看護師はリフレクションの際に，支援者からポジティブフィードバッ
クを受けたことによって，④〈部署の師長に自分の看護を承認された喜
び〉が見られました．一方，日常の臨床現場では，⑤〈承認の経験が少
ない看護師の戸惑いと喜び〉を示す者もいました．しかし，特に⑥〈新
人にもたらされた承認による自信〉となり，承認を否定する看護師はな
く，⑦〈看護実践の承認による安堵感と自信〉が生まれていました．

④〈部署の師長に自分の看護を承認された喜び〉

　リフレクションの際に，支援者である部署の師長から，看護師自身の
看護実践についてポジティブフィードバックを受け，承認されたことが

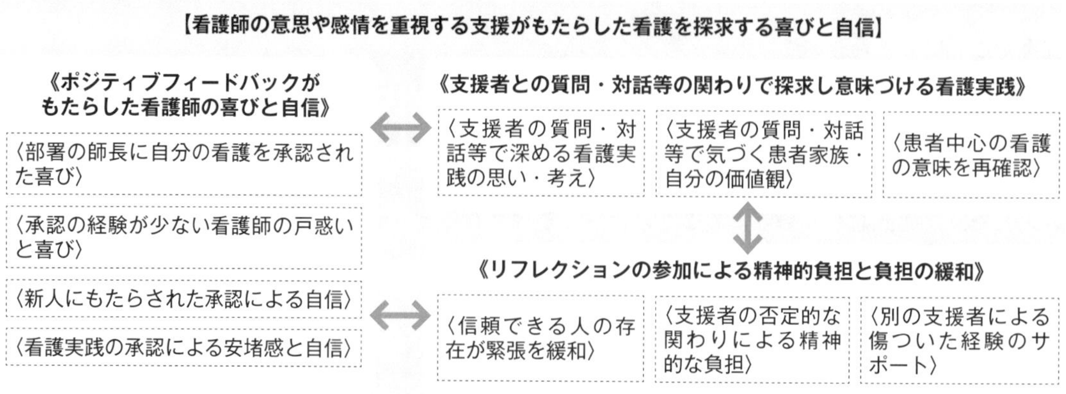

【看護師の意思や感情を重視する支援がもたらした看護を探求する喜びと自信】

《ポジティブフィードバックが
もたらした看護師の喜びと自信》

〈部署の師長に自分の看護を承認され
た喜び〉

〈承認の経験が少ない看護師の戸惑い
と喜び〉

〈新人にもたらされた承認による自信〉

〈看護実践の承認による安堵感と自信〉

《支援者との質問・対話等の関わりで探求し意味づける看護実践》

〈支援者の質問・対話等で深める看護実践の思い・考え〉　〈支援者の質問・対話等で気づく患者家族・自分の価値観〉　〈患者中心の看護の意味を再確認〉

《リフレクションの参加による精神的負担と負担の緩和》

〈信頼できる人の存在が緊張を緩和〉　〈支援者の否定的な関わりによる精神的な負担〉　〈別の支援者による傷ついた経験のサポート〉

図3　**【看護師の意思や感情を重視する支援がもたらした看護を探求する喜びと自信】**

喜びになっていました．たとえば，研究協力者Ⓕ氏は以下のように語っていました．

> 「私が一番嬉しかったのは，レビューをした時に師長さんが，患者さんのこんなところもよく見て関わったよねみたいな，あなたの力で患者さんがこういうふうになったんじゃないみたいな評価をされた時にすごく嬉しくて，誰かに見てもらっていたからどうとかじゃないんですけど，見てもらって，自分のことを評価されている．」（Ⓕ）

⑤〈承認の経験が少ない看護師の戸惑いと喜び〉

　看護実践のリフレクションで，看護実践の行動や言動，思考が支援者によいことだと評価され認められましたが，看護師はこれまで承認された経験が少なかったため驚いていました．中堅看護師から承認されたことは戸惑いと喜びの反応がありました．研究協力者Ⓖ氏は以下のように語っていました．

> 「私の世代ですと，（中略）割と叱咤激励に近い形で育成された，時代のなんですけど，やることすべて肯定されるのは，なんかこう，気はずかしくもあり，なんか戸惑うという感じで，でも嬉しいというのが大きかったですね．こんなに褒められたことはない，小さなことでも褒めていただけるというところで，びっくりしました．」（Ⓖ）

⑥〈新人にもたらされた承認による自信〉

　新人看護師が，リフレクションの際に，支援者からポジティブフィードバックを受けた後，それまでなかった自信が生まれ，次に進む勇気になることを示します．新人看護師の小さな看護実践を支援者は承認し，自信につながりました．たとえば，研究協力者Ⓐ，Ⓑ氏は以下のように語っていました．

> 「楽しかった．なんかそういう（承認されること）のを経験すると，やっぱり自信にもなるので次のステップとかに，前に踏み出せる勇気になるんじゃないかと私自身が思って．」（Ⓐ）
> 「あまり自信がなかったんですけど，その時にやった判断とかが，でも，改めて振り返って，文章にしたり，発表したりして周りの人に見てもらったら，間違ってなかったと肯定された部分とかもすごく多くて，安心した．」（Ⓑ）

⑦〈看護実践の承認による安堵感と自信〉

　看護実践を振り返ることで，自己の看護実践の行動や言動，判断など
が支援者によって，よい評価を受け，承認されたことは，新人看護師だ
けでなく，どの看護師にとっても安堵感と自信になったことを示します．
多くの研究協力者からの発言があり，たとえば，研究協力者Ⓗ氏は以下
のように語っていました．

> 「自分の看護が認められる．評価してもらえるのは，嬉しい．毎日一
> 看護師として仕事を師長だけではなく，副看護部長や主任とか，同
> 僚，後輩なども入ることがあり，後輩指導の一貫として，入っても
> らった．（中略）私の見ていない所で見てくれた．患者さんの反応な
> ども説明してくれた．私のレビューを見て，家族のことを考えたり
> して，レベルが高いですって，言われて嬉しかった．」（Ⓗ）

（2）《リフレクションの参加による精神的負担と負担の緩和》

　看護実践のリフレクションでは，看護師に，その看護実践の看護につ
いて深く掘り下げようとすれば，するほど，精神的負担を感じることも
ありました．たとえば，看護実践のリフレクションの場で看護師は緊張
することもありましたが，⑧〈信頼できる人の存在が緊張を緩和〉し，
不安が緩和されました．しかし，時に，⑨〈支援者の否定的な関わりに
よる精神的な負担〉を強く感じることもあり，そのために看護師は⑩〈別
の支援者による傷ついた経験のサポート〉で精神的な安定が保たれたこ
ともありました．

⑧〈信頼できる人の存在が緊張を緩和〉

　看護師がリフレクションをする時，信頼できる人が参加していると緊
張が緩和され，落ち着き安心して話せることを示します．参加者の緊張
を緩和するために，新人看護師のプリセプターや同僚などの協力を要し
ました．たとえば，研究協力者Ⓑ氏は以下のように語っていました．

> 「それは緊張するんですよね．緊張します．なので，どちらかという
> と知っている人のほうがいいんじゃないかなって思うんですけど．
> あと視点とかも，自分が話したい内容を吸い取ってくれたほうが，1
> 回目とか新人とかにとってはいいんじゃないかな．」（Ⓑ）

⑨〈支援者の否定的な関わりによる精神的な負担〉

　リフレクションの時に，支援者の否定的な関わりで，看護師は突き落
とされたような精神的に不安や不信感をもち負担になった体験を示しま

す．複数回リフレクションに参加している看護師には，否定的な関わりの経験もあり，研究協力者Ⓕ，Ⓖ氏は以下のように語っていました．

> 「私の（患者への）関わりが浅すぎて，師長さんに『こんな関わりでレビューとかして，何が言いたいのかわからない』ってすごい言われた．もう，どうしたものかと思って，やめようかなと思った．」（Ⓕ）
> 「結構なマイナス体験でした．ちょっとこわごわですね．（中略）ケチョン，ケチョンに言われたという正直，思い出しかない．第1回目がよかった分，わからなくなったという感じです．」（Ⓖ）

⑩〈別の支援者による傷ついた経験のサポート〉

　看護実践のリフレクションの時に，思いがけない支援者の否定的な関わりで傷ついたことが，別の支援者によって癒されました．支援者の関わりはポジティブなだけではなく，支援者は支援を受ける看護師の反応にも注意が必要です．研究協力者Ⓕ氏は以下のように語っていました．

> 「もう，どうしたものかと思って，やめようかなと思ったんですけど，やったほうがいいって，師長さんがすごく押してきてくれたのでやったら，今度の関わり方はすごくよかった．駄目なところも言われたんですけど，いいところをすごく拾ってくれたので，すごく自分の前向きな気持ちにつながった．」（Ⓕ）

（3）《支援者との質問・対話等の関わりで探求し意味づける看護実践》

　看護師は看護実践のリフレクションの中で，⑪〈支援者の質問・対話等で深める看護実践の思い・考え〉であったり，複雑な事例では，⑫〈支援者の質問・対話等で気づく患者家族・自分の価値観〉もありました．このように，看護師自身の看護に対する考えが深まることで，⑬〈患者中心の看護の意味を再確認〉しました．

　つまり，看護実践のリフレクションの場では，看護師は，支援者との質問・対話のやりとりの中で，看護実践の行為，その基盤となる根拠・知識・判断など，さらに看護師自身の価値観，看護観，患者に対する思いなどを深く考える機会となりました．

⑪〈支援者の質問・対話等で深める看護実践の思い・考え〉

　看護師は，リフレクションの場面で支援者からの質問や励ましなどを受けて，再度，その看護実践について振り返って考えることで，自身の看護への思いや考えが整理され，明確になることを示します．支援者との対話，質問によってこれまで気がつかなかったり，見えなかったりし

た部分が明らかになりました．たとえば，研究協力者Ⓓ，Ⓕ氏は以下のように語っていました．

「資料を作る時に，それだけでは読み取れない部分もある．師長とプリセプターさんは（同じ部署なので）患者さんのことはわかるが，全くわからない副看護部長さんに，ここはどうしていたのとか，聞かれると，そこでも自分の振り返りができる．それで，自分にとっても不十分だったという再認識になる．」（Ⓓ）

「『こういう時はどうだったの？』とか『こういう時はあなたはどう関わったの？』みたいな質問がすごくくるので，その時に，『こういうふうに関わった』って言ったら，『じゃあ，その関わり方はどうだったの？』とか掘り下げて聞いてくださるので，そこで自分の関わり方がよかったのか足りなかったのかっていうのはそこで初めてわかるって感じです．それまではちょっと誰にも評価されないので．」（Ⓕ）

⑫〈支援者の質問・対話等で気づく患者家族・自分の価値観〉

複雑な事例では，支援者の質問や対話などの関わりの中で，患者や家族の価値観の違いに気づき，より深く考えることができたことを示します．リフレクションは支援者の質問や対話により，看護実践の判断の根拠となる患者・家族の気持ち，価値観や看護師自身の価値観などの倫理的な側面も含めて，考え話し合われることになりました．たとえば，研究協力者Ⓖ，Ⓗ氏は以下のように語っていました．

「自分が全部正しいと思っていませんけど，現実として，こういうことだったかもしれない，こういうことだったかもしれないと出してもらったことで，やっぱりそうだったというか．答え，1個じゃないよね，そうだ．それが，一番現実感をもって教えてもらった．」（Ⓖ）

「ずっと1人で，出稼ぎに出て働いていたので，家族と疎遠というわけではないが，家族との間に近いような，本人との間に距離感があったのかもしれない．（中略）本当はどうだったのか，次に，どうしようかなという感じで．深く，考えることができた事例だった．（中略）家族を含めたケアができたのは，自分自身の家族のことを思い出した．自分の親や，妻の親などのことを考えた．そういうことを目の当たりにして生活しているから，それができたのではないか，それが大事にしていることになったのではないか．」（Ⓗ）

⑬〈患者中心の看護の意味を再確認〉

　看護師は，看護実践について普段は気がつかない自分自身の考えや，行動を振り返ったり，患者の言葉や行動の意味を考えたりすることで，看護の意味を再度，確認しました．看護師自身の言葉や行動の意味を考えたりしました．たとえば，研究協力者Ⓔ，Ⓗ氏は以下のように語っていました．

> 「今，帰ったら命が危ないような状態でも，『病院は嫌だ』って言っているような人で．（中略）結局，2人で話していると，すごく言いたいこととか受け入れてほしいことたくさんあるんですよ．その患者さん．でも，先生が前に来るたび，他のあんまり話したことない看護師が来るとだんまりみたいな．そこで，チームカンファレンスに患者さんに入ってもらい同席してもらった．（中略）自分の認識の中では，看護技術とか看護知識って，多分，疾患に対してとか，処置に対してとかそういうことが多かったので，この患者さんとの関わりを肯定してもらえた時に，やっぱり自分のレビューを含めてですけど，患者さんが中心っていう気持ちが実感できた．」（Ⓔ）
> 「褒められて嬉しかっただけではない．やったことが，ただ再確認したいだけではなく，もう少しやりようがなかったのか，本当に，その人は幸せだったのか，患者さんも家族も難しい感じで，連れて帰ることがすごく家族に負担になるような方だった．1週間だけ，娘さんのところに帰った，娘さんは一緒に過ごせてよかったと言っているが，本人は『よしあしだな』と言われた．もうちょっと，本人がどうだったのかな，家に帰せたのはよかったが，本人が本当に望んでいたものはどうだったのか．」（Ⓗ）

3)【リフレクションを意図的に看護実践・教育に活用】

　【リフレクションを意図的に看護実践・教育に活用】は，リフレクションに参加したことによって，その意義を見出すことができると，さらにリフレクションの効果を自ら，意図的に教育・実践に活用するという好循環になります．**《看護実践のリフレクションに意義を見出す》**ことによって，さらに**《リフレクションの継続による効果を実感し教育・実践に使用》**という2つのカテゴリーによって構成されました（**図4**）．

(1)《看護実践のリフレクションに意義を見出す》

　リフレクションに参加したことによって，看護師が実感したリフレクションの意義は，⑭〈看護のやりがいと面白さの発見〉，部署の同僚と⑮〈看護実践のリフレクションを共有する喜び〉を感じました．その結果，

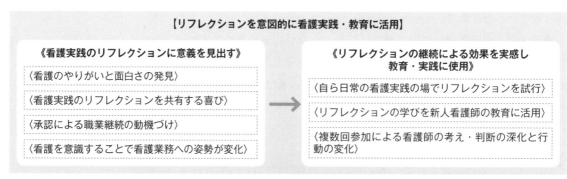

図4 【リフレクションを意図的に看護実践・教育に活用】

看護師は⑯〈看護を意識することで看護業務への姿勢が変化〉し，⑰〈承認による職業継続の動機づけ〉へとつながりました．これら一連の概念は，看護師が看護実践のリフレクションに参加したことによって，支援を受けながら，看護師が気づき，意味づけることに積極的に取り組んだ結果です．最初は，言われるままに参加していたリフレクションに，意義を見出すように看護師は変化しました．

⑭〈看護のやりがいと面白さの発見〉

　看護実践のリフレクションへの参加後に，看護師自身が看護のやりがいや面白さを発見しました．看護師自身の今後の看護の関心分野に気づくことも多く，たとえば，研究協力者Ⓑ，Ⓕ氏は以下のように語っていました．

「看護の面白さを気づくのって，なかなかできないと思うので，この語るレビューとか，場面を見つめるとか，自分のしたことを振り返ることは看護の面白さの発見につながる．」（Ⓑ）
「救急とかでも先回りしてやったことで急変が防げたとか，事故が防げたとか，そういうことがあると自分の中の喜びとか自信とかにもつながるので，そういう仕事の楽しみ方みたいなのとかも見つけられるようになったので，外来の中でも楽しい仕事をしていける．」（Ⓕ）

⑮〈看護実践のリフレクションを共有する喜び〉

　看護実践のリフレクションを行う看護師，支援する看護師との間に相互交流があり，共有できる喜びがあることを示します．同じ部署なので，お互いにリフレクションを共有することで，人間関係も深まり，たとえば，研究協力者Ⓐ，Ⓑ氏は以下のように語っていました．

「看護の視点を言われて自分が語るのと，自分だけで語っていくのも

> できるとは思いますが，共有してここができている，こういう視点
> だったという自信をもって言えたほうが，次の人にも伝えやすいの
> かな．私は，たくさんいい先輩に恵まれたと思う，すごい看護をし
> てとか，これってこういうことですごくいいことだよとか，語って
> くれる先輩がいた．」Ⓐ
> 「レビューでやった場面って今でもすごく覚えている．というのと，
> 一緒に入ってもらった人ともその話を結構共有できて本当によかっ
> たよねって，いろんな自信になったというか．（中略）レビューの魅
> 力ですか．その結果までの過程をしゃべれるというか，人に伝えら
> れることじゃないですかね，簡単に言うと．」Ⓑ

⑯〈看護を意識することで看護業務への姿勢が変化〉

　看護実践のリフレクションの後，看護師は日常の看護業務の中でも，
看護を意識するようになり，看護実践の根拠，意味づけができるように
なり，その結果，看護実践の変化に結びつきました．看護師は看護実践
を言語化することで，自身の看護の目的，判断などが明確になり，実践
に対する意識に変化が現れ，患者との関わりに変化が生じました．たと
えば研究協力者Ⓐ，Ⓕ氏は以下のように語っていました．

> 「（新人看護師が）思考過程を話してくれるので，日頃仕事の中で，『こ
> れができてなかったよ』『そうですか．こういうふうにします』って
> いう単純なやりとりだけじゃない．仕事の中でのその人の思考回路
> だったり，看護的な視点だったりっていうのが見えるので，そうい
> う視点で見てない人は，何か違うなって気づくチャンスになるのか
> もしれないですね．」Ⓐ
> 「やっぱりプライマリーの患者さんを1人作って，自分で関われるこ
> ととかやれることがあれば，そういうことをやりたいと思って，今
> も関わっているんです．なので，その患者さんが入院した時は，病
> 棟にちょっと注意してほしいことを連絡したりとか，記録になるべ
> く残すようにしたりとか，あと，その人外科にもかかっているんで
> すけど，外科の先生とかから連絡が来た時にすぐ対応ができるよう
> にとか．」Ⓕ

⑰〈承認による職業継続の動機づけ〉

　自分の看護実践を振り返ることで，自分の看護実践の意義，意味を認
識することで，看護実践の価値を再認識し，看護職を継続する意欲につ
ながることを示します．リフレクションをすることは，看護師の看護に
対する動機づけになり，継続につながっています．新人看護師の職業継

続だけではなく復職にも関連があり，たとえば，研究協力者Ⓐ，Ⓓ，Ⓔ氏は以下のように語っていました．

> 「長年やっていくと業務だけだと疲れてくるじゃないですか．その時に，何かその看護の視点で業務を行えていたほうが，もしも辞めたくなった時とか悩んだ時にも，こういういいことが私には思い出としてあるっていうのが，次にまたしたくなることの要素の1つになるんじゃないかなって．わかんないですけど．私はそういう思いがあったから，また復職しようかなと思ったのかな．」（Ⓐ）
> 「成長しているなんて，思ってなかった．今まで，ひひーいって，やってきた指導とか，介入とかが報われたと思った．（中略）歩行練習とか，頑張っていたね．と言われ，よく見てくれていたんだということがよくわかった．」（Ⓓ）
> 「特に思ったのが，自分の1年振り返ってみても自分の看護価値を高めるようなことが，あんまり技術的なことでは出てこない時期だったので，続ける意欲ってなんだろうって思った時に，こういう技術とかがそんなにできなくても，患者に関わったことで見出せた自分の価値とか患者さんへのよかったこととか，そういうことを口に出してくれたら，みんな続けてくれるんじゃないかと思った．」（Ⓔ）

（2）《リフレクションの継続による効果を実感し教育・実践に使用》

　看護師は，看護実践のリフレクションを1回だけでなく，継続することで学びを深め，その効果を実感すると，看護師が関わる教育や看護実践の中で活用しようとしました．たとえば，⑱〈複数回参加による看護師の考え・判断の深化と行動の変化〉を認識し，リフレクションの効果を実感していました．そこで，日常の現場で，⑲〈リフレクションの学びを新人看護師の教育に活用〉したり，⑳〈自ら日常の看護実践の場でリフレクションを試行〉するという行動が見られました．

⑱〈複数回参加による看護師の考え・判断の深化と行動の変化〉

　看護師は，リフレクションに参加する度に，看護実践に対する考え，判断，行動などが深く，広がっていることを実感しました．1回目よりも，2回，3回と深化し，たとえば，研究協力者Ⓗ氏は以下のように語っていました．

> 「1年目の時は自分がやった（看護援助の）ことが多かった．2段階を受けた時は，患者さんの反応がどうだったかに着目していた．（中略）3回目は，過去2回のレビューよりも，その人の疾患，成り行き，

家族の背景とか，全人的に見るような事例で発表できた．課題もあるが，いろいろ考えてやっていた．その時は直感的にやっていたが，ただよかったという感じだけでなく，いい関わりができたと思った．」(H)

⑲〈リフレクションの学びを新人看護師の教育に活用〉

　看護師がリフレクションの効果を実感し，新人看護師への指導，対話の場面でリフレクションを活用し，1日の振り返りの方法として，ポジティブフィードバックをして自信になるような関わりをしていました．たとえば，研究協力者Ⓐ，Ⓔ氏は以下のように語っていました．

「1年目とかだと，でも，そこをあえて『ここがよかったんだよ』と気づかせるのが楽しいですね．本当に1段階も上ってないぐらいなのかもしれませんが，そういう看護師としての看護の視点を育てるというのが大事な役割なのかなって思っています．」(Ⓐ)
「メンバーに対して自分がどういうふうに関わっていたのかなって思った時に，技術とか知識とか，そっちを優先して見ていたというか．その人の尊厳とかプライドとかを守って，うまく行動させていくために，やっぱり知識とか技術だけを見てちゃいけないんだなと思った時に，その関わりを知りたいなと思って．新人さんがどういうふうに患者さんに関わっているのか．それって，新人が4，5人以上はいるので，ずっとシャドーイングして後ろから，この子はどういうふうにやっているのかなって見るわけにいかなくて．それで新人に最初，仕事の後にデブリーフィングの中で看護の振り返りをしてもらったんです．」(Ⓔ)

⑳〈自ら日常の看護実践の場でリフレクションを試行〉

　日常の看護実践の中で，気になる看護場面がある時に，自らリフレクションを行い，自身の看護実践の考え，判断，行動を検討し，実践知を明らかにしようとすることを示します．看護実践のリフレクションに複数回参加した看護師は，その効果，意味づけ，方法などについて実感しました．そのため，たとえば，同じ処置の介助をした時の患者の反応が，よい時とうまくいかない時があり，その原因を探すためにリフレクションを活用していました．研究協力者Ⓒ氏は以下のように語っていました．

「具体的には，レビューって結構関わりの場面が多いじゃないですか．子どもに，検査とかすると怖がっちゃって，『絶対嫌だ』ってなった時に，何か介入の仕方で急にオーケーみたいな雰囲気になった時

に，これは今の私のこの対応が，きっとこれにつながったんだなっていうのを覚えとく.」（Ⓑ）

　以上の概念，カテゴリー，コアカテゴリーについての関係性を検討し，結果図として，**図5**に看護師が受けたリフレクションの支援と看護師の変化のプロセスを図式化ました.

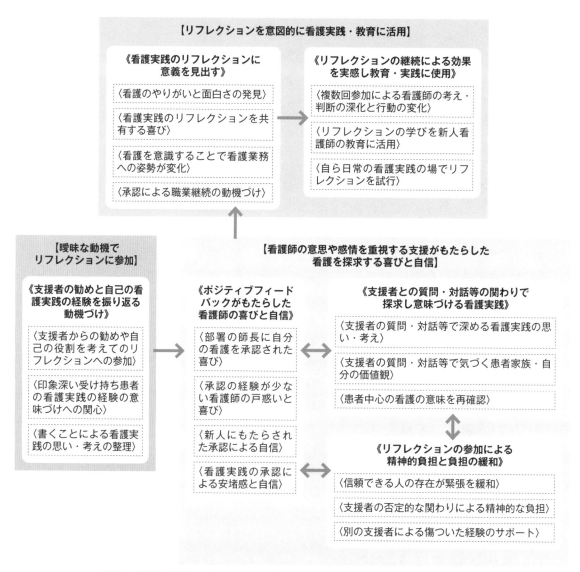

図5　看護師が受けたリフレクションの支援と看護師の変化のプロセス

4　考　察

　看護師が受けたリフレクションの支援と看護師の変化のプロセスは，看護師は，最初《支援者の勧めと自己の看護実践の経験を振り返る動機づけ》の支援を受け，【曖昧な動機でリフレクションに参加】しました．リフレクションの展開では，《ポジティブフィードバックがもたらした看護師の喜びと自信》や《リフレクションの参加による精神的負担と負担の緩和》などのリフレクションに参加する看護師の気持ちが尊重されました．そのうえで，《支援者との質問・対話等の関わりで探求し意味づける看護実践》などの支援を受けました．看護師は，これらの多様なリフレクションの支援を受け，その結果，【看護師の意思や感情を重視する支援がもたらした看護を探求する喜びと自信】を獲得しました．リフレクションの帰結では，《看護実践のリフレクションに意義を見出す》ことによって，看護師は看護のやりがいと面白さを発見するなどの変化が見られ，さらに《リフレクションの継続による効果を実感し教育・実践に使用》へと続き，【リフレクションを意図的に看護実践・教育に活用】する看護師へと変化するプロセスとなることが明らかになりました．看護師が受けたリフレクションの支援とその変化について段階を追って考察します．

【曖昧な動機でリフレクションに参加】と「成長を促す経験」

　看護師が最初に受けた支援は《支援者の勧めと自己の看護実践の経験を振り返る動機づけ》によるリフレクションへの参加を促進しました．看護師は〈支援者からの勧めや自己の役割を考えてのリフレクションへの参加〉を考え参加を決めていました．部署の上司である師長などに勧められると断りわりにくいという一面も考えられますが，ほとんどの看護師は，部署で教育係などの役割を担っていたり，複雑で重症な患者を受け持ったりなどの経験をしていました．そのことから，支援者からの勧めは，参加の後押しになった可能性はありますが，リフレクションの参加の原則は，本人の意思で決めることになっているため，看護師たちは，自身の看護師としてのキャリアを考えてリフレクションに参加していました．
　ここで，支援者の勧め以上に重要な要因は，看護師が〈印象深い受け持ち患者の看護実践の経験の意味づけへの関心〉を考えていたことです．その経験は，看護師自身が複雑で，重症な受け持ち患者に向き合い，看護について考え，悩んだ結果，判断し，ケアを実践していたことと思わ

れます．この看護実践の経験の中で，考えさせられることや学び，気づき，得るものが何かあったと予想されたので，看護師は自己の看護実践のリフレクションに参加することを決めたのではないでしょうか．

マッコール（1998）は，次世代リーダー育成において，重要な「成長を促す経験」として，課題達成，他の人とのつながり，修羅場と失敗，研修などがあり，困難な状況に身をおき，挑戦に挑む経験をすることが「学習機会」となり，成長につながると述べています（McCall，1998 ＝ 2002）[8]．彼は，ただ経験するだけでなく，その経験を振り返る機会をもっていたのが，成長したリーダーであったと述べています．そのことからも，重症で，複雑な患者の看護実践を経験し，さらにその意味づけをすることは，マッコールのいう「成長を促す経験」と同様に，看護師の「成長を促す経験」になったと考えることができます．看護領域では，中堅看護師が配置転換の経験で成長したという中村の報告があります（中村，2010）[9]．

一方，看護師が多様な受け持ち患者を担当するという経験を，部署の学習環境として推進するという要素があることも，重要な環境要因です．看護師の経験年数や看護師の成長の状況に応じて，多様な受け持ち患者を経験することが，職場内で推奨されています．新人看護師が，受け持ち患者の数を増やしたり，その部署の診療科に多い一般的な患者から始まり，次第に複雑な患者を看ることになり，複雑で，医療的な処置が多くなったり，重症の患者の対応ができるように支援される中で，成長します．看護師の力量形成のためは，当たり前のようではありますが，中村は，職務の中に埋め込まれた学習システムがあると指摘しています[10]．

同時に看護師も経験の状況に応じて，複雑な患者を受け持つことに意義を感じるようになり，つまり，職場内の学習する雰囲気が重視されることになります．中村は，労働の場における学びと構造として，看護師がその力量を高めるために，「多様な患者を看ること」が大切であると述べています．意欲的な看護師は「自分の知識と技術が向上するような患者」を選択し，その患者たちを見る中で学ぶことを見出している可能性があります．本研究においても，同様に，看護師は自己の受け持ち患者の経験を，看護師自身が成長する経験と捉えていたと考えることもできます．

これらの看護実践のリフレクションへの参加の動機づけに関する支援は，先行研究ではほとんど触れられていません．その理由として，先行研究では院内研修などで，リフレクションが実施されていることが多いため，研修参加への勧めのみでした．本研究では，リフレクションへの参加を自らの意思で決定することが，必要でした．看護師のおかれている状況つまり，最近の受け持ち患者の特徴やキャリアなども踏まえて，

支援者からリフレクションへの参加を勧められ，促されていたと考えられます．リフレクションへの参加への動機づけは，リフレクション以前の支援であるが，このリフレクションへの勧めがないと，参加へと進まないことも多いという意味では必要な支援であると言えます．

　この支援の段階では，看護師は明確に参加の意思をもっている者は少なく，上司に勧められたり，上述の受け持ち患者の経験から，やや【曖昧な動機でリフレクションに参加】していたと考えられます．

【看護師の意思や感情を重視する支援がもたらした看護を探求する喜びと自信】

　次に，リフレクションの展開では，看護師は《ポジティブフィードバックがもたらした看護師の喜びと自信》《支援者との質問・対話等の関わりで探求し意味づける看護実践》《リフレクションの参加による精神的負担と負担の緩和》などの支援を受けました．

　医療の現場では，患者の問題状況を早急に解決するために，これまでは看護領域の指導においても，ネガティブな指導が多く見られる傾向にありました．そのため一部〈承認の経験が少ない看護師の戸惑いと喜び〉が見られましたが，〈部署の師長に自分の看護を承認された喜び〉が多くの看護師に見られました．特にできることが少ない〈新人にもたらされた承認による自信〉になり，ポジティブフィードバックの効果は高く，看護実践のリフレクション全体のイメージを肯定的なものにしました．大竹によれば，フレドリクソンの拡張－形成理論では，ポジティブ感情を経験している時，私たちは創造性が高まり，他者との関係にオープンになり，柔軟性が増して寛容になる，と述べています（大竹，2006）[11]．したがって，看護師はリフレクションの場で，自分の看護実践が承認されたことで，看護師と支援者との関係がオープンになり，対話が促進され，看護を探求する面白さ，やりがいを感じることになったと考えることができます．これは，フレドリクソンの拡張－形成理論の「ポジティブ感情の経験」の次に起こる「思考－行動レパートリーの一時的拡張」にあたり，さらに，「個人資源の継続的形成」「人間の螺旋的変化と成長」という4つのプロセスにつながります[12]．

　先行研究では，リフレクションを深めるための支援として，傾聴や質問などのコミュニケーションスキルについての報告はありますが，ポジティブフィードバックに関する報告はほとんど見られません．しかし，手島（2014）は，看護管理にポジティブ・マネジメントを導入した結果を報告し，師長への能力開発や部署での組織風土の変革に，ポジティブ・アプローチで取り組み，その結果，対話の促進，看護実践の成功体験の

共有，「ここが安心して話してもよい場であることに気づき」，仲間との関係性の高まりなどが見られたと述べています[13].

　看護実践のリフレクションにおいても，ここが看護師にとって話してもよい場所であるという認識が得られないと，看護実践を活発に話すことにはつながりません．マズロー（1970=1987）も述べているように承認欲求は，人間にとって安全，所属と愛の欲求の次の段階にある重要な欲求であり[14]，その〈部署の師長に自身の看護を承認された喜び〉は，看護師の所属部署での存在も認められたことになり，意欲の向上に結びつきました．

　次に，看護実践のリフレクションの展開では，〈支援者の質問・対話等で深める看護実践の思い・考え〉や〈支援者の質問・対話等で気づく患者家族・自分の価値観〉などがありました．看護師は複雑な事例では，支援者からのアドバイス，たとえば，がん性疼痛看護認定看護師の専門的なアドバイスや，副看護部長からの「看護師も状況に巻き込まれることで気がつくこともある」という言葉で，自分のおかれていた状況に気がついた看護師もいました．この「質問」「対話」について，教育，コーチング，ビジネスなどで関心が高まっています．

　シャイン（Schein, 2013=2014）は，「人間関係を築くのも，問題を解決するのも，物事を前進させるのも，すべては適切な質問があってこそうまくいく．このことを私は教育とコンサルティングの現場で経験を積みながら学んできた」と述べています[15]．研究協力者のⒻ氏の下記の例にあるように，質問を受けることで，看護師は自身の看護実践の状況を思い出し考え始め，患者の気持ち，自身の価値観に気づき，自ら思考を深めていきました．

> 「『こういう時はどうだったの？』とか『こういう時はあなたはどう関わったの？』みたいな質問がすごくくるので，その時に，『こういうふうに関わった』って言ったら，『じゃあ，その関わり方はどうだったの？』とか掘り下げて聞いてくださるので，そこで自分の関わり方がよかったのか足りなかったのかっていうのはそこで初めてわかるって感じです．それまではちょっと誰にも評価されないので．」（Ⓕ）

　看護師の看護に対する考えが深まることで，自己の考え方が，新人の時から徐々に成長したことに気づき，〈患者中心の看護の意味を再確認〉することもありました．看護師は，支援者から多様な支援を受けて，看護，人間について考えを深めていました．

　一方，リフレクションでは，その看護実践の考え，判断などを深く探

求することから，看護師には精神的な負担がかかることも考慮する必要
があります．

　ほとんどの看護師は，リフレクションに参加してよかったと述べてい
ますが，一部には，〈支援者の否定的な関わりによる精神的な負担〉も
あり，看護師には精神的なダメージになることもありました．リフレク
ションには効果もありますが，その危険性について支援者は，十分認識
しておく必要があります．東ら（2014）は，臨床現場で，看護実践のリ
フレクションを浸透させるうえで，ファシリテーターになることが多い
管理者は，リフレクションではなく，問題解決思考になり，看護師をネ
ガティブにさせてしまうこと，看護師が防衛的になるという課題をあげ
ています[16]．これは，OJTとしての意味が強い看護実践のリフレクショ
ンを職場で推進する課題となる可能性があります．指導的な立場にある
看護師が支援者になっているので，リフレクションを行う看護師との指
示系統の関係から考えると，何らかのインセンティブな影響が出ること
も考えられ，この点は支援者が慎重に取り扱う必要があります．

　また，ブルックフィールド（Brookfield, 1993）もリフレクションの危
険性を指摘し，それに耐えるためには，個人的な経験を共有することで，
実践を改善するために必要なモチベーションとコミットメントを与えて
くれると述べています[17]．一方，フレドリクソンは，ポジティブな経験
はたとえネガティブな経験があっても，それを緩和する力があるとも述
べ[18]，その後のサポートが重要です．本研究においても〈別の支援者に
よる傷ついた経験のサポート〉が見られました．看護師の成長支援のた
めに，継続教育の中での関わり，教育支援としての承認について検討し
ていく必要性があります．

　看護師が，看護実践のリフレクションによって看護師としての成長す
ることができたのは支援者の傾聴・質問などのコミュニケーションスキ
ルとともに，ポジティブフィードバックを活用した関わり，精神的負担
への配慮などの【看護師の意思や感情を重視する支援がもたらした看護
を探求する喜びと自信】が得られた結果でした．また，これらの看護実
践のリフレクションにおける学びは，経験から学ぶことを重視し，さら
に，内発的動機づけが優先され，看護師の日常の看護実践の課題解決に
つながっており，まさしく，ノールズ（Knowles, 1980）のアンドラゴジー
論[注1]そのものであるとも言えます[19]．

【リフレクションを意図的に看護実践・教育に活用】

　看護実践のリフレクションの帰結として，最初に《看護実践のリフレ

注1
アンドラゴジー論，成人
学習理論については22頁
を参照．

クションに意義を見出す》という発言がありました．さらに，本研究では，
リフレクションに肯定的なイメージをもった看護師は，2，3回とリフレ
クションに参加することで，《リフレクションの継続による効果を実感
し教育・実践に使用》する姿が見られました．一方，職場での継続的な
看護実践のリフレクションの実施は，医療経済的な面からすると困難な
場合も多く見られます．しかし，複数回リフレクションを経験した看護
師は成長し，自らリフレクティブな看護実践を目指すように成長した者
もいました．たとえば，日常の看護実践の中で，気になる患者や看護場
面があると1人でも看護実践のリフレクションを行い，その看護実践の
根拠・意味を考えるという行動が見られ，看護実践を改善するためにリ
フレクションが定着しつつあることがわかります．したがって，リフレ
クションは，単回ではなく，継続して実施することによって，その効果
を得ることができると言えます．

　以上のように，看護師はこれまでの看護実践の経験を活用して，【曖
昧な動機でリフレクションに参加】しましたが，支援者からの《リフレ
クションの参加による精神的負担と負担の緩和》とともに，《ポジティ
ブフィードバックがもたらした看護師の喜びと自信》などの支援によっ
て，看護師は，自身の意思や気持ちが大切にされていることを認識する
と《支援者との質問・対話等の関わりで探求し意味づける看護実践》に，
看護師の意欲を向かわせることになったと推察されます．

　すなわち，看護師が受けたリフレクションの支援のポジティブフィー
ドバック，精神的負荷の緩和の目的は，看護師の自発性を発揮させるた
めの準備と言えるのではないでしょうか．バルマン・シュッツ（2013）[20]，
近田（2001）[21] も述べているように，人間は，大切にされ，承認される
という，前向きな情緒の安定を得ることで，自発性を発揮し，創造性を
高める存在です．

　【看護師の意思や気持ちを重視する支援がもたらした看護を探求する
喜びと自信】を得た看護師は，《看護実践のリフレクションに意義を見
出す》ことになり，さらに【リフレクションを意図的に看護実践・教育
に活用】という前向きな変化を遂げることになりました．

第5回　『Trial & Error』

　リフレクションを体験した後で，リフレクションを受けた側の気持ちも話してみましょう．考
えさせられた質問，嬉しかったこと，気になったことをぜひ，話し合いましょう．
　また，参加者も質問内容，気がついたこと，感想などを話し合い，どんなことが安心して話せ
る場づくりになるのかを考えてみましょう．

引用文献

1）Dewey, J.（1938）：Experience and Education, The Macmillan Company, New York（市村尚久 訳（2004）：経験と教育, 27-41, 42-76, 143, 講談社, 東京）

2）田村由美, 津田紀子（2008）：リフレクションとは何か―その基本的概念と看護・看護研究における意義, 看護研究, 41(3), 171-181

3）小竹友子（2011）：リフレクション研修を導入した宿泊研修とメンタルサポート, 看護, 63(5), 044-047

4）青木由美恵（2014）：看護師における対話的グループ・リフレクションの認識, 関東学院大学看護学雑誌, 1(1), 57-64

5）小山田恭子（2007）：中堅看護師の能力開発における「ナラティブを用いた内省プログラム」の構築に関する基礎研究, 日本看護管理学会誌, 11(1), 13-19

6）神原裕子（2014）：新人看護師教育に関わる看護師が認識するリフレクションの効果, 日本看護学教育学会誌, 23(3), 47-57

7）木下康仁（2007）：ライブ講義M-GTA, 66-68, 弘文堂, 東京

8）Morgan,W. M.,Jr.（1998）：High flyers：Devloping the next generation of Leaders, President and Fellows of Harvard College, Boston（金井壽宏 監訳（2002）：ハイ・フライヤー―次世代リーダー育成法, 106-108, プレジデント社, 東京）

9）中村由子（2010）：配置転換による中堅看護師の「一皮むけた経験」, 日本看護研究学会雑誌, 33(1), 81-92

10）前掲書9）

11）大竹恵子（2006）：ポジティブ感情の機能と社会的行動, 島井哲志 編, ポジティブ心理学―21世紀の心理学の可能性, 83-92, ナカニシヤ出版, 京都

12）前掲書11）

13）手島恵 編（2014）：看護のためのポジティブ・マネジメント, 120-175, 医学書院, 東京

14）Maslow, A.H.（1970）：MOTIVATION AND PERSONALITY Second Edition, Harper and Row, Pabulishers, Inc., New York,（小口忠彦 監訳（1987）：人間性の心理学, 56-79, 産業能率大学出版部, 東京）

15）Schein, E. H.（2013）：Humble Inquiry：The Gentle Art of Asking Instead of Telling, Berrett-Koehler Publishers, San Francisco（金井壽宏 監訳（2014）：問いかける技術―確かな人間関係と優れた組織を作る, 20, 英治出版, 東京）

16）東めぐみ, 松永五智子, 鈴木幸代, 他（2014）：看護実践をリフレクションし, 実践の意味や価値に気づき, 新たな看護を創造する――個人と組織の成長を目指して, 看護管理, 24(4), 319-324

17）Brookfield, S. D.（1993）：On impostership, cultural suicide, and other dangers: how nurses learn critical thinking, Journal of Continuing Education in Nursing, 24(5), 197-205

18）前掲書11）

19）Knowles, M.S.（1980）：The modern practice of adult education：from pedagogy to andragogy, 2nd Ed, The Adult Education Company, New York（堀薫夫, 三輪建二 訳（2002）：成人教育の現代的実践―ベダゴジーからアンドラゴジーへ, 39, 鳳書房, 東京）

20）Bulman,C., Schutz,S.（2013）：Reflective Practice in Nursing Fifth Edition, John Wiley and Sons, Oxford（田村由美, 池西悦子, 津田紀子 監訳（2014）：看護における反省的実践, 原著第5版, 22, 看護の科学社, 東京）

21）近田敬子（2001）：成長し続ける職業人であるために, Quality Nursing, 7(8), 4-6

第**6**章

看護実践のリフレクションを
導入した看護部の組織変革

なぜ，看護実践のリフレクションを重視するのか，看護管理との関係についても触れます．看護実践のリフレクションをシステムとして導入し，組織変革を実施した看護部からの報告です．看護部長らがどのように取り組み，困難を克服したのか，研究結果を踏まえて解説します．

1 本章の目的

第4章では，看護実践のリフレクションの支援者に焦点をあて，リフレクションの支援がどのように行われているのかを，導入前に遡って明らかにしました．続く第5章では，看護実践のリフレクションの支援を受けた看護師を対象とし，支援者からいかなる支援を受け，その支援の結果，看護師自身が受けた影響による変化のプロセスを明らかにしました．

本章では，看護師，師長らの両者を組織的に管理する看護部に視点を広げて，リフレクションの支援による組織の変化について検討します．最初に看護部の概要について説明し，看護実践のリフレクションとの関連について述べます．

院内における看護部の組織

看護師は，戦前は，各診療科の医師の下で管理されており，看護部という組織は存在していませんでした．しかし，戦後GHQの指導の下，看護師による看護師のための組織化が推進され，国立病院において，総看護師長・看護部長の制度が制定され，看護部として独立しました（高橋，2019)[1]．総看護師長・看護部長の下には，各部署の看護師長が配置され，

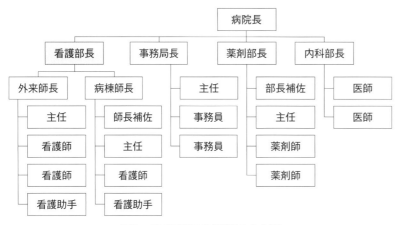

図1　医療機関の組織図の1例

　その下には，師長補佐，主任などが配置され，その下に看護師，さらに
看護師の資格がない看護助手も部署の管轄となりました．現在では部署
の病床数にもよりますが，1部署の看護師は，20〜30名前後になります．
病院内の看護部の位置づけも含めて，組織図の一例を示します（**図1**）．

　本章の研究対象者となっている看護部長は，看護部の最高責任者であ
り，医療機関の入院患者に対する医療サービスを中心とする体制を整備
する必要性から療養上の世話を主体的に担当する部門が看護部です（厚
生労働省，1982）[2)]．組織によって，多少異なる部分はありますが，多く
は，看護部長－副看護部長－看護師長－師長補佐－主任－看護師という
組織形態になっています．看護師長（以下，師長とする）は，その部署
の責任者であり，部署に関することは師長が最終の判断をすることが多
く，師長補佐，主任はその指示命令下にあり，相互に情報共有しながら，
部署の患者の管理，看護師の管理・指導をしています．

　看護管理（nursing administration）は，広義には行政も含む広い概
念ですが，一般的に，看護実践現場での看護サービス管理（nursing
service management）を指すことが多く，WHO西太平洋地域主催の看
護管理ゼミナール（1961）では，「看護管理とは，看護婦の潜在能力や
関連分野の職員及び補助職員，あるいは設備や環境，社会の活動等を用
いて，人間の健康向上のために，これらを系統的に適応する過程である」
と定義されました（草刈，2016）[3)]．つまり，臨床現場における看護管理は，
患者や家族に安心で安楽なよりよい看護を提供するために，看護職員が
医療に関わる他職種とよく連携をとり，環境条件を整え，なるべく早く
社会復帰できるよう支援するにあたり，それらが円滑に実施されるよう，
看護管理者が全体を組織化し，調整し，統制を行う一連の過程です．

　看護部の役割は，組織的な看護活動の効率化，看護実践の質の向上，
他職種連携，働きやすい職場づくり，専門職としての倫理などが求めら
れています．その中でも特に，看護実践の質の向上が重視され，そのた
めの人材育成は，最優先課題です．

　その看護実践の質を評価するために，組織のデータとして，これまで
は「平均在院日数，合併症発生率，死亡率，褥瘡発生率，インシデント
発生数，患者満足度」など様々な数値がインジケーターとして検討され
てきました．それらの数値は臨床現場の一部の状況を表すことはあって
も，看護師の看護活動，その成果としての看護実践の質を把握するには
十分ではありませんでした．

　一方，看護師の看護実践能力の評価基準として，1970年代に，アメリ
カで，クリニカルラダー（clinical ladder）が発表されました．クリニ
カルラダーとは，管理職になるのではなく，「ベッドサイドにとどまり
たいというナースのためにキャリアを認め報酬を与える手段としての

ladder（はしご）であり，その内容は，看護実践，教育，研究，管理の項目で構成され，看護実践には看護過程の展開，つまり，情報収集，問題の明確化，計画・立案，実施，評価で構成されていた」（内田・井部，1986）[4]．そして，1984年に聖路加国際病院が内容を施設の現状に合わせて検討し，日本で最初に導入しました．その後，全国的に導入する施設が増加しました．さらに，クリニカルラダーの運用による課題として，看護実践の評価が，最初の情報収集の能力に影響を受けやすく，ネガティブな評価になりやすいことなどがあり，1995年より，ベナー（1984）[5]の「臨床看護実践の技能習得モデル」を基本理念としたキャリア開発ラダーに変更し，その研究報告が，1998年以降より増加しました（日本赤十字社事業局看護部，2008）[6]．

看護部と看護実践のリフレクションとの関連

前述のキャリア開発ラダーの中で，臨床看護実践については，実際の患者の看護実践の経験を，リフレクションするレビューが看護部によって行われました．

この臨床現場における看護実践の経験から学ぶことの理論的基盤は，専門職教育について，新たな展開を示したショーン（1983）の「省察的実践家 Reflective Practitioner」に見ることができます．彼は，専門職教育は，専門的な知識，技術の習得だけでなく，専門家として多様で複雑な変化の著しい現場で経験し，実践する中で，あるいは実践の後で，その経験を振り返って考え，その課題を解決していく姿であると提言しました[7]．

すなわち，看護実践の後で，その経験をリフレクションによって，振り返り，その意味を考えることで，抽象化され，次回の実践に活用できます．経験から学ぶ鍵は，リフレクションであり，第4章，第5章の研究では，リフレクションの支援，支援を受けた看護師の影響について述べました．また，松尾ら（2008）は，部署での人材育成のためには，中間管理職である師長による内省的支援の重要性をあげています[8]．しかし，組織全体で看護実践のリフレクションに取り組み，継続した成果を，看護部長，副看護部長らの視点から明らかにした研究はあまり多くありません．たとえば，松浦ら（2014）は，リフレクションを基盤とした新人看護師教育プログラムを企画し，多重課題に対するマネジメント研修を師長などがファシリテーターとなり，看護部全体で取り組み，新人看護師には効果的でした[9]．しかし，対象は，あくまでも新人看護師の多重課題への対応に絞られており，リフレクションによって，組織が変革をするには，至っていません．

　本研究の目的は，看護実践のリフレクションを導入した組織変革が看護部にいかなる変化をもたらしたのか，そのプロセスを明らかにすることです．

　看護部の変化という場合には，看護職員の変化，たとえば職務満足度や離職率など，あるいは，看護実践の質評価の場合は医療安全に関するデータなど様々な視点が考えられます．

　しかし，本研究では，看護部全体の管理をする看護部長，副看護部長にインタビューを行い，看護職員の変化，看護実践についての具体的な現象の中から，変化について考察することとしました．看護実践のリフレクションの導入の効果について，人材育成，看護実践の質管理の視点から検討することで，リフレクションと看護管理の新たな活用の示唆を得ることが可能であると考えました．

2　研究方法

研究協力者・研究方法

　本研究は，看護実践のリフレクションによる組織変革について，導入の目的，経緯，その結果，効果，課題，看護部の変化に焦点をあてた半構成的面接法による質的帰納的研究です．

　研究協力者は，研究協力の同意が得られたA大学2病院の看護部に看護実践のリフレクションの導入，支援に参加した看護部長，副看護部長です．

　研究協力が得られた大学病院の看護部は，看護部長1名，副看護部長3〜5名で構成されており，副看護部長は3〜4部署を担当し，年間約30〜40名の看護師のリフレクションに参加しています．看護部長は，主任，認定看護師，専門看護師などのリフレクションに参加しています．

　対象施設の看護部長，副看護部長に研究の目的・意義を説明し，承認を得ました．研究の主旨に賛同し，インタビューに同意が得られた人と時間，場所を調整し，45〜60分としました．半構成的面接法で，あらかじめ作成したインタビューガイドに基づいて，インタビューを実施し，最初に許可を得てICレコーダーに録音しました．インタビューガイドの内容は，看護実践のリフレクションの導入の目的，経緯，その結果などと，効果，課題として，看護部長らが考えたり，気づいたことや，師長やスタッフ，担当部署の変化などです．

　参考値として，看護実践のリフレクション導入前後の研究対象施設の看護師の離職率と平均勤続年数を調査し，比較しました．

研究期間は，2016年3月〜2016年11月でした．

倫理的配慮

　本研究は，筆者が所属する大学の倫理委員会の承認（承認番号28017）を得ました．さらに対象施設の看護部長の承認を得て，協力者を公募しました．インタビュー前に，文書にて研究目的，調査内容，倫理的配慮，組織・個人の自己決定の権利，途中でも辞退できることを説明し，同意を得て開始し，同意の後にICレコーダーに録音しました．逐語録は，研究協力者による確認を得ました．

分析方法

　分析は，M-GTAの手順に沿って逐語録を作成し，分析ワークシートを作成しました．分析焦点者は看護実践のリフレクションを導入，支援した看護部長らとしました．分析テーマは，「看護実践のリフレクションの導入による組織変革と看護部の変化のプロセス」とし，継続的に比較分析を行いました．生成された概念間の関係を考え，カテゴリーを検討し，その変化や動きから分析結果をまとめ，結果図を作成しました（木下，2007）[10]．

　研究の信頼性・妥当性を確保するために，分析の過程において看護管理学領域の研究者，M-GTAの研究者に継続的にスーパーバイズを受けました．

3 　結　果

研究協力者の内訳

　研究協力者の内訳は，看護部長4名，副看護部長1名で，合計5名でした．退職者2名を含んでいます．平均年齢は58.0歳で，インタビュー時間は29〜110分でした．

分析結果

　本研究では，20概念，7カテゴリー，3コアカテゴリーが抽出されました（**表1**）．最初にストーリーラインを示しました．次にプロセスを構成

する要素の説明をしました．それらの全体的な関連について結果図（**図2**）にまとめました．これ以降，〈概念〉，《カテゴリー》，【コアカテゴリー】の記号で提示しました．

1. 全体像としてのストーリーライン

　看護部長，副看護部長は，《**看護実践の言語化が不十分なことによる看護部の課題**》として，〈言語化される機会が少ない看護実践〉〈中堅看護師の業務の熟達化と秘技性〉，つまり，熟練した技術はあるが，他の人にその技術の根拠が十分に説明できませんでした．そのため新人看護師に〈できない事を指摘する看護師の指導〉のため在職期間が短くなり，離職率も高いなどの問題を抱えていました．看護部長らは，その解決策として，「看護を語る組織づくり」を目指し，看護キャリア開発ラダーを取り入れ，評価方法として，看護実践のリフレクションの導入を決定しました．《**師長・看護師の言語化を促進する関わり**》として，あらゆる場面で〈相手に意図的に考えさせる関わり〉〈看護実践の言語化の多様な支援〉を軸にして，〈看護実践の行為・判断・根拠の明確化〉によ

表1　看護実践のリフレクションの導入による組織変革と看護部の変化のプロセスの概念・カテゴリー・コアカテゴリーの一覧

コアカテゴリー	カテゴリー	概　　念
【看護師の言語化の促進】	《看護実践の言語化が不十分なことによる看護部の課題》	① 〈中堅看護師の業務の熟達化と秘技性〉
		② 〈言語化される機会が少ない看護実践〉
		③ 〈できない事を指摘する看護師への指導〉
	《師長・看護師の言語化を促進する関わり》	④ 〈相手に意図的に考えさせる関わり〉
		⑤ 〈看護実践の行為・判断・根拠の明確化〉
		⑥ 〈看護実践の言語化の多様な支援〉
		⑦ 〈師長へのスーパーバイズ〉
【看護実践のリフレクションの導入と定着への方策】	《師長・看護師へのポジティブフィードバック》	⑧ 〈ポジティブフィードバックの実施〉
		⑨ 〈師長のポジティブフィードバックの練習〉
		⑩ 〈個人とチーム・指導者への承認〉
	《リフレクションの定着のための場と時間の保証》	⑪ 〈リフレクションの目的と位置づけ〉
		⑫ 〈リフレクションの時間の保証〉
		⑬ 〈リフレクションの定着と循環の方策〉
【リフレクションを活かした看護を語る組織づくり】	《リフレクションの効果による看護師の変化》	⑭ 〈看護実践に向かい合う師長・看護師〉
		⑮ 〈リフレクションによる看護師の達成感〉
	《看護管理の充実・活性化》	⑯ 〈師長の看護管理の実態の把握〉
		⑰ 〈看護師への親和性と理解〉
		⑱ 〈人事異動の根拠〉
	《リフレクションの定着による看護ビジョンの浸透》	⑲ 〈看護ビジョンの具体化と浸透〉
		⑳ 〈看護部の成果と喜び〉

り言語化を促進しました．さらに，〈師長へのスーパーバイズ〉の場面でもその行動の意図を考えさせる【看護師の言語化の促進】という方策を積極的に行いました．次に【看護実践のリフレクションの導入と定着への方策】として，《師長・看護師へのポジティブフィードバック》では，〈ポジティブフィードバックの実施〉〈師長のポジティブフィードバックの練習〉〈個人とチーム・指導者への承認〉を積極的に行いました．導入後に発生した《リフレクションの定着のための場と時間の保証》をするために，〈リフレクションの目的と位置づけ〉を再確認し，〈リフレクションの時間の保証〉をしました．その結果，リフレクションの実施が拡大し，《リフレクションの効果による看護師の変化》が現れました．〈看護実践に向かい合う師長・看護師〉が徐々に増え〈看護師への親和性と理解〉が高まり，〈リフレクションによる看護師の達成感〉に気づきました．一方，リフレクションが継続することで，看護部長らは，〈師長の看護管理の実態の把握〉〈人事異動の根拠〉という《看護管理の充実・活性化》しました．さらに〈リフレクションの定着と循環の方策〉もとりました．またリフレクションに参加することで，〈看護ビジョンの具体化と浸透〉を実感し，〈看護部の成果と喜び〉となりました．すなわち《リフレクションの定着による看護ビジョンの浸透》につながり，【リ

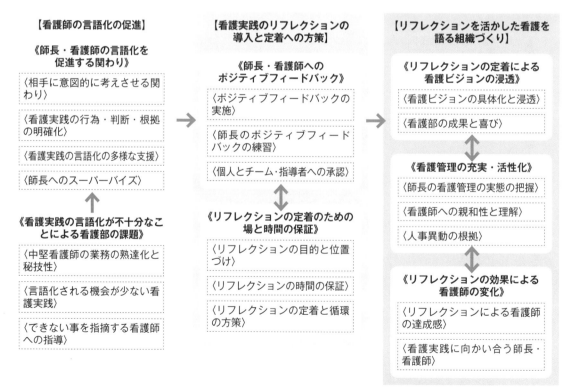

図2 看護実践のリフレクションの導入による組織変革と看護部の変化のプロセス

フレクションを活かした看護を語る組織づくり】を構築するプロセスとなりました.

2. プロセスを構成する要素

　生成されたプロセスに沿って，構成要素である概念・カテゴリー・コアカテゴリーを提示しました．なお，概念を生成する根拠となったデータは特徴的なセンテンスのみ抜粋，または要約したうえで，*斜体*で表記し，アルファベットは研究協力者を表しました．次に，**表1**に看護実践のリフレクションの導入による組織変革の支援と看護部の変化のプロセスの概念・カテゴリー・コアカテゴリーの一覧を示しました．この概念・カテゴリー・コアカテゴリーの関係を検討し，結果図として，**図2**に看護実践のリフレクションの導入による組織変革と看護部の変化のプロセスとして図式化しました.

　看護実践のリフレクションの導入による組織変革と看護部の変化のプロセスは【看護師の言語化の促進】から始まり【看護実践のリフレクションの導入と定着への方策】によって【リフレクションを活かした看護を語る組織づくり】が構築されるという，3つのコアカテゴリーが抽出されました.

1）【看護師の言語化の促進】

　看護部に山積している課題の解決のために，その根底にある原因について，看護部長らは看護師の看護実践能力とその言語化とのギャップにあると考え，リフレクションを導入することとしました．このコアカテゴリーは《看護実践の言語化が不十分なことによる看護部の課題》《師長・看護師の言語化を促進する関わり》というカテゴリーで構成されました.

（1）《看護実践の言語化が不十分なことによる看護部の課題》

　看護部には，①〈中堅看護師の業務の熟達化と秘技性〉，②〈言語化される機会が少ない看護実践〉，③〈できない事を指摘する看護師の指導〉という，《看護実践の言語化が不十分なことによる看護部の課題》が山積していました．この課題により，新人看護師の職場適応・成長支援が十分に実施できず，新人看護師の離職率が高い，看護師の在職期間が短いという現象が生じていました．そこで，この課題を解決するために看護実践のリフレクションを導入しました.

①〈中堅看護師の業務の熟達化と秘技性〉

　中堅看護師には，日常の看護実践の中に熟練した看護技術があり，新人看護師，異動者，看護学生などに指導するために，説明を促しますが，

その技術の根拠を説明できない現象を示します. 中堅看護師の熟練した看護業務と対照的に, その根拠の説明は不十分でした. たとえば, 研究協力者の②氏は次のように語っていました.

> 「明らかに看護の落とし子みたいな感じで, 本当に彼女がやった後, パーッときれいになるし, 患者さんも安心するし, そういう主任がいる. (中略) できちゃう人は, できちゃうんだよね. だけど, 『それ, どういうふうに考えて, どうなの?』って言うと, 『いや, そうですよね』(中略) だけど, それをいちいち思考しないでできている. それを, しっかりとあなたが伝えないと, スタッフたちはわからない.」(②)

② 〈言語化される機会が少ない看護実践〉

看護師の看護業務は一見すると円滑に進んでいるように見えますが, 申し送りの簡素化, 電子カルテ導入などで, 看護実践を言語化する場は少なくなり, 看護業務の効率化を図る中で, 看護師同士が直接, 情報共有をしたり, 話し合う機会が減少しています. たとえば, 研究協力者のⓎ氏は次のように語っていました.

> 「その患者さんにどんな考えをもって, どんな思いでその対応をできたかということは語る場はない. 日常のカンファレンスは患者さんの問題点にどういうケアをしなければいけないか, どういう方向性でやらなければいけないかを考えていく場なので, その新人とかスタッフがどんなふうに考えてどんなふうにやるとよかったとかは, カンファレンスでは語れない.」(Ⓨ)

③ 〈できない事を指摘する看護師への指導〉

新人看護師, 異動者, 中途採用者などの指導を実施する時に, チェックリスト項目の達成度による評価や医療安全を注視することが増えたことや, 指導者が受けた新人指導の経験などから, できない事を指摘する指導に偏っていることを示します. その看護師の考えを聞いたり, ポジティブフィードバックをしたりすることは少ないです. たとえば, 研究協力者のⓋ, Ⓨ氏は次のように語っていました.

> 「どういう教育をしてきたかっていうことは, 私たち, その年代の違った者とは, 全然違う育ち方, 育て方をされてきている. 人は教えられたようにしか教えないって, 私, 言葉を聞いた時に, ドキッとしたんですよ. 私, だから厳しいところは, 気をつけないといけ

ないと思った.」（Ⓥ）

「みんな普段は言えてないと思います. 注意することばっかりで. 報告・連絡・相談ができてないとか, 患者さんに点滴早く落としすぎたとか, そういう日常的な業務の指摘が多いので, だけどその患者さんにどんな考えをもって, どんな思いでその対応をできたかっていうことは語る場はないですよね.」（Ⓨ）

(2)《師長・看護師の言語化を促進する関わり》

　看護実践のリフレクションの導入にあたり, 看護部長らは, 師長, 看護師などと関わるあらゆる場面で, ④〈相手に意図的に考えさせる関わり〉を徹底して実施しました. 具体的には, ⑤〈看護実践の行為・判断・根拠の明確化〉して, ⑥〈看護実践の言語化の多様な支援〉にこだわりました. ⑦〈師長へのスーパーバイズ〉でも, 自分の意見を考えることを支援しました.

④〈相手に意図的に考えさせる関わり〉

　自分の無意識的な看護行為の意味, 根拠について意識的に考え, 自分の頭の中から想起させ, 言葉にして引き出すことを意図的に看護部長らが関わる方針を示します. リフレクションの場面で看護師にいかに関われば言語化ができるか, 丁寧な関わりがありました. たとえば, 研究協力者のⓌ氏は次のように語っていました.

「レビュー（リフレクション）っていうのは, 本当 にその場面で, 短くしか書けない人もいるんですよね. だけど, その中に隠されているものっていうのは, 必ず何かを見て, 自分が考えて判断して, 行動しているものがあるんですよね. そこを掘り出すっていうことが狙いですよね.（中略）実は, 『あの人, 涙出していたんです』とか, 『手が震えていたんです』だとかっていうことを思い出して, 『それを見て, あなたは, すぐ背中をさすったのね』とかっていうことを, ここで私たちが言うことで, 本人も『そうなんです』って. 『そんな細かいところを見ていたんだ』. そういうことが, 本人に思い浮かばされる.」（Ⓦ）

⑤〈看護実践の行為・判断・根拠の明確化〉

　師長・スタッフらの看護行為の判断, 判断の結果を, より明確にするために, 看護部長らは意図的に質問などをして関わることを示します. 看護部でのインシデントやクレームなどについての対応, 指導場面でさえも, 看護の判断・根拠・行為との関連を明確にすることで, 看護師と

しての判断を育てようとしました．たとえば，研究協力者のⓌ氏は次のように語っていました．

「これは緊急を要する，そんなのはわかるんです．でも，それからどうしたか．どう判断して，行動したか，自分の能力では駄目だから，他の人を呼ぼうとか，そう判断するわけじゃない．だけど呼ばないで，一生懸命自分でやって，もっと早く何で呼ばなかったの？自分はなかなか人を呼べない．（中略）やはり，そんな時は何としてでも呼ばなくちゃいけなかった．」（Ⓦ）

⑥〈看護実践の言語化の多様な支援〉
　看護師が看護実践について語ることで，得られる効果，意味が明らかになり，看護実践能力を客観的に見ることになるので，多様な場面で支援することを示します．研究協力者のⓋ，Ⓧ氏は次のように語っていました．

「できるだけディスカッションできる形式をたくさん師長会なんかとっているわね．それはそこにすごく価値をおいている．私は，理想の話をしっかりまず聞くっていうことと，あとは自分をきちんと相手に表現できるということが，すごく大事だっていうふうに思っているのね．」（Ⓥ）
「師長さんも副看護部長が返すことによって，看護部もそういうことを大事にしてくれていて，それをスタッフに伝えてくれるとか，師長たちも改めて，そうだったって気がつく．言葉にしないとわからない部分ってあるじゃないですか．」（Ⓧ）

⑦〈師長へのスーパーバイズ〉
　看護部長らは，師長に，部署の管理について支援する時も，その行動の根拠を考え，言語化をすることを，意図的に活用することを示します．管理活動への支援においても，リフレクションを活用して関わり，その中で，師長の看護管理の姿勢，重視していることが明らかになりました．たとえば，師長の特徴について研究協力者のⓌ，Ⓩ氏は次のように語っていました．

「そこの病棟の看護っていうものがあるのね．たとえば，大ざっぱだなとか．（中略）それはもう私たちしか見えないよね．師長さんたちはわからないから．師長さんたちには，いいところは言うけど，でも，こういうところもあるよ．」（Ⓦ）

「ねえ，師長さん，『昨日の事例みたいなものって，すごく大事なんだけど，あなたのところは，日々こういう事例って，みんなで検討したりしないの？』って聞いてみたの．そうしたら，『こういう事例は，あんまりしてないんだよね．たとえば，新しい治療だとか，それからインシデントとか，そういう事例はするけど，こういうような事例はしてません』って．『そう．師長さん，こういう事例は大事なんだよね』っていうようなことをね．（中略）そこもまた病棟の，あるいは師長の大事にしているものが見えるわ．」（⑦）

2）【看護実践のリフレクションの導入と定着への方策】

看護部全体に看護実践のリフレクションを導入するために，最初に看護部長らは〈ポジティブフィードバックの実施〉から開始しました．承認されたことで，師長らはその意味を実感し，リフレクションの支援に取り組みました．さらに，看護師にリフレクションの時間の保証をすることで，定着を促進しました．カテゴリーは，《師長・看護師へのポジティブフィードバック》と《リフレクションの定着のための場と時間の保証》の2つで構成されました．

（1）《師長・看護師へのポジティブフィードバック》

看護実践のリフレクションを導入する準備として，看護部長らは師長・看護師に積極的に⑧〈ポジティブフィードバックの実施〉し，さらに，支援者となる⑨〈師長のポジティブフィードバックの練習〉の機会を作り，支援ができる体制を整えました．また，⑩〈個人とチーム・指導者への承認〉によって，そのチームを指導した主任，師長補佐，時に師長への承認につながるように配慮しました．

⑧〈ポジティブフィードバックの実施〉

対象者の問題点よりも，まずポジティブな面に注目し，望ましい行動や成長した部分を認めて伝えることによって動機づけを図ることを示します．看護部長らは，機会があれば，自ら師長にもポジティブフィードバックを実施していました．たとえば，研究協力者の⑤，⑥氏は次のように語っていました．

「何かができなかったではなく，あなたのやったことは，こういう意味があって，あなたは気がついてないけど素晴らしいことやったのよと言うと，ああ，そうだったのかしらと思って，モチベーションを少し上げて，よし，また頑張ろう，と思ってもらう．」（⑤）
「教育で，『山本五十六はね』を，特にプリセプターシップの研修の

> 時に，ちょっとできるようになったら，やりなさいなんて言うけど，
> まず自分がちゃんと手本を見せているかとかさ．やって見せて，そ
> こで褒めなければ，人は育たないんだっていうことがあって，その
> 通りだと思った．やっぱりできないところもあるかもしれないけど，
> 褒められて人は育つということは，すごく大事だ．」（Ｗ）

⑨〈師長のポジティブフィードバックの練習〉

　看護部長らは，意図的に師長・主任に向けて，リフレクションの支援
のために，ポジティブフィードバックの練習のために，DVDを作成し研
修の機会を作ったことを示めします．研修に参加することで，支援者で
ある師長らは，ポジティブフィードバックをする練習とともに，自身が
ポジティブフィードバックを受ける経験もしました．たとえば，研究協
力者の②氏は次のように語っていました．

> 「レビュー訓練は，模擬対象者で模擬企画を作って主任と補佐のチー
> ムで，確か4，5回やった気がする．それでも苦手な人はいて，褒め
> るのはいつもこれができない（中略）それぐらいやらないと難しかっ
> た．それでビデオを作ったの．」（②）

⑩〈個人とチーム・指導者への承認〉

　看護部長らは，看護師個人を承認することは，個人だけでなく，その
看護師が所属するチームや部署全体の承認になることを認識しているこ
とを示します．リフレクションの当事者である新人看護師，スタッフが
承認されることは，その指導者であるプリセプターや師長，補佐，主任
らの指導能力やチーム全体が承認されたと認識する効果があり，研究協
力者の②氏は次のように語っていました．

> 「このチームっていうか，この病棟の看護師たちは，こういうことを
> 大事にしているんだっていることを私は感じて，すごいね．あなた
> たちっていうふうに，個人ではなくて，チーム全体に返すわけ．そ
> こにいる主任さん，師長さんたちも，自分たちがやっぱりいい方向
> に行っているんだとか，そういうことを感じられる．」（②）

（2）《リフレクションの定着のための場と時間の保証》

　看護実践のリフレクションが導入された後，いくつかの問題があり，
その解決策として，再度⑪〈リフレクションの目的と位置づけ〉の確認
を行い，⑫〈リフレクションの時間の保証〉を追加しました．さらに，
長期的な視点に立ち，⑬〈リフレクションの定着と循環の方策〉が構築

されました.

⑪〈リフレクションの目的と位置づけ〉

　看護実践のリフレクションについて，師長らが看護師にとっていかなる目的，意味，位置づけになるのかを明確に理解しているか，導入時に説明しているか，リフレクションが定着するまでに，何度も位置づけを見直したことを示します．日常業務が多忙になると，リフレクションの実施に対する意義の理解不足，それによる不満などが出て，定着するまでには時間を要しました．たとえば，研究協力者の⑲，⑳氏は次のように語っていました.

> 「この看護実践だけを取り出して，知識・判断・行為・行為の結果，まさに看護過程の展開を自分でやって，1人の患者さんの最もよかった事例を書いてもらい，それで評価をし，プラスのフィードバックをしましょうというプロジェクトで始まり，現在に至っている.」（⑲）
>
> 「レビューに，位置づけっていうのが書いてあったんですよ．その中に，自分のキャリアを積むことが責務だって言われている．責務だって．そのことを組織が支援するって言っているんです．（中略）卒後1年目は必ず受けて．それはなぜっていった時に，動機づけをきちっとしないといけないっていうこと．そこの動機づけをすれば，自分でやっぱり手上げもしていくだろうし，とても大事な時期だ.」（⑳）

⑫〈リフレクションの時間の保証〉

　看護実践のリフレクションを実施する時間を勤務時間内で保証することを示します．リフレクションのために，看護師は事例を書き，師長が勤務調整をして補佐，主任，同僚，副看護部長が参加します．そのため，その時間の調整と確保では，様々な意見があり，検討した結果，曖昧な部分を明確にしました．部署によって，時間内で確保できない場合は時間外勤務の保証をしました．たとえば，研究協力者の⑲氏は次のように語っていました.

> 「これ簡略化するってしたら，いいところなくなっちゃうよねって．（中略）同僚っていう人が夜勤明けになっちゃったりとかして，どうなんだろうなと思っているんだけど，でもこのクリニカルラダーになって看護実践を評価するってなった時に，看護過程の展開で，文字で事例展開したところでね，（中略）実際の場面で看護師がどういうふうに考えて，どんな思いで患者さんにやったかっていうことを

語っていただくとしたほうが，臨床の場には合っている.」(Ⓨ)

「最初の頃，勤務の中で言っても，なかなか勤務の中でそんな時間作れないし大変じゃないという話になったけど，極力勤務の中で，やれない時は時間外でやるのも仕方ないと思うので，それでしましょう．やっぱり時間は難しい，一番問題ですね.」(Ⓨ)

⑬〈リフレクションの定着と循環の方策〉

　看護実践のリフレクションを定着させるために，看護部長らは，新人看護師のオリエンテーションでリフレクションの導入について説明し，1年間の間に参加します．次に，新人看護師のリフレクションにはプリセプターとして，時に同僚として，協力して関わる機会を作りました．さらに新主任になると，支援者としての研修を受けます．このように，看護師たちは，新人看護師，プリセプター，同僚，主任など，それぞれが看護実践のリフレクションに関わり，支援を受けたり，協力したり，支援をする立場を経験することで，リフレクションの定着を促進，循環するようにしました．たとえば，研究協力者のⓌ氏は次のように語っていました．

「1年生が必ず全員受けて，しかもそれを浸透させるためには，口で言ってもわからないので，幹部の人たちから，まずはこの説明をし，そしてロールプレイをしましょうって言って，ビデオを作り，私たちが言っただけではなくて見せて，やらせてというのをやった．(中略) そして必ず，主任研修，新主任研修の中に，それを入れていったの．主任さんは,そのレビューに参加するので,どういった立場で，どういったふうに関わっていくかっていうことを，もう一度，そこで説明して，新主任研修の中で，自分たちでロールプレイをやったの.」(Ⓦ)

3)【リフレクションを活かした看護を語る組織づくり】

　リフレクションが定着し始めると，師長，看護師が看護実践について話し合う場面が見られるようになり，《リフレクションの効果による看護師の変化》《看護管理の充実・活性化》などに結びつき，さらに，看護部長らは，見えにくい看護ビジョンが浸透し始めていることに気づきました．つまり，リフレクションと看護を語る組織づくりは深い関連があり，《リフレクションの定着による看護ビジョンの浸透》へという成果に結びついていました．

（1）《リフレクションの効果による看護師の変化》

施設内での看護実践のリフレクションが軌道に乗ったことによって，そのリフレクションの効果を部署などで見られるようになりました．たとえば，様々な場面，部署や看護部などで⑭〈看護実践に向かい合う師長・看護師〉が見られるようになり，また，⑮〈リフレクションによる看護師の達成感〉が見られました．

⑭〈看護実践に向かい合う師長・看護師〉

看護部長らと師長，主任，スタッフなどが看護実践について振り返り，部署・看護管理室・主任会など様々な場で，看護について語り合うことを示します．看護実践の言語化をあらゆる部署で進めてきた看護部の成果の1つです．たとえば，研究協力者の②氏は次のように語っていました．

> 「一緒に考える時間が増えたっていうこと．やっぱり看護部とか副看護部長たちも，そうですね．師長たちも実際に患者さんの所に行って，看護師たちとディスカッションをしないと，なかなか，こういう看護をしてほしいとか，こうしてほしいって言うけど，実際の看護って実感できないんだよね．でも，その事例を通してディスカッションをすることによって，すごく浮き彫りになるという体験はする．」（②）

⑮〈リフレクションによる看護師の達成感〉

リフレクションを継続することで，看護部長らはスタッフの成長への動機づけになり，キャリア開発につながったりする二次的な効果，変化を認識したことを示します．たとえば，研究協力者の⑪氏は次のように語っていました．

> 「みんな一生懸命患者さんのために何かやりたいと思っているので，実践した結果をその場で報告してもらうと，その看護師の姿勢，看護観がわかります．」（⑪）

（2）《看護管理の充実・活性化》

看護部が，看護実践のリフレクションに参加することによって，看護師が実践している看護が可視化され，その看護師を理解することや師長の看護管理の状況を把握することにつながりました．たとえば，⑯〈師長の看護管理の実態の把握〉しやすくなり，看護部長らも個々の⑰〈看護師への親和性と理解〉が広がり，スタッフの成長状況などを把握し，⑱〈人事異動の根拠〉となりました．

⑯〈師長の看護管理の実態の把握〉

　看護部長らは，看護実践のリフレクションに参加することで，師長が
どのように部署の管理を考え，活動をしているか，その結果が自然と見
えるようになることを示します．部署の巡視や報告よりも，詳細なこと
が把握できることもあると，研究協力者の⑰，Ｙ氏は，次のように語っ
ていました．

> 「大体病棟のことがわかるね．その中に語られるその事例を通して，
> カンファレンスをもったとか，先生たちや，他部門の人とどう連携
> をとっているか，そこに先輩たちがどう絡んでいるか，全部その中
> に語られる．」（Ⓥ）
> 「病棟の管理者がどういうふうにスタッフに関わっているのかとか，
> よく細かいことを，こんな時こんなだったじゃない，と言う師長で
> あったりとか，その時どんなふうに考えたのとか，（質問をしたり）
> （中略）○○師長は，助産師なので，その時のお母さんの病状と，今
> どのくらい分娩が進んでいるとかその判断は何でどのようにしたの
> とか，（中略），それを言わせるので，ああ，すごいなと思います．
> そこに参加することによって，副看護部長たちは自分が担当してい
> る病棟の主任の状況だったり，師長の状況だったりスタッフの状
> 況っていうのがわかる．」（Ⓨ）

⑰〈看護師への親和性と理解〉

　看護部長らは，リフレクションによって深くスタッフの様々な面を知
り，身近な存在になることを示します．日常の臨床現場での顔とリフレ
クションの場面での看護に対する姿勢や看護観などを知ることで，多面
的にスタッフを理解するようになりました．たとえば，研究協力者のⓌ
氏は次のように語っていました．

> 「とてもスタッフたちに信頼を受けている者は，やっぱり（スタッ
> フを）見れているかな．だから意外と怖そうな主任さんも，（中略）
> 実際は違うんですよ．現場に行くと，意外とスタッフとわきあいあ
> いとやっている．」（Ⓦ）

⑱〈人事異動の根拠〉

　部署の人事異動の判断材料として，リフレクションで得た情報を活用
していました．たとえば,研究協力者のⓌ氏は次のように語っていました.

> 「看護の質を高める時に，その人たちが，どんな能力をもっているの

> か，その能力をどこにもっていったらいいのか，そういった話がで
> きるようになったかな.」（Ⓦ）

（3）《リフレクションの定着による看護ビジョンの浸透》

　看護実践のリフレクションに参加することによって，部署内での看護
実践がどのように実施されているかが手にとるようにわかり，看護師や
部署に⑲〈看護ビジョンの具体化と浸透〉がされていることを実感し，
⑳〈看護部の成果と喜び〉となりました.

⑲〈看護ビジョンの具体化と浸透〉

　リフレクションに看護部長らが参加し，看護師の看護実践のリフレク
ションの中に，部署のビジョン，看護部のビジョンが一貫して，反映さ
れていることを実感しました.　通常は看護ビジョンを理解し，実際の場
面で活用・検討されていることを看護部が把握するのは難しいことが多
いですが，リフレクションの場面で可視化されることもありました.　研
究協力者のⓍ，Ⓩ氏は次のように語っていました.

> 「看護部としては患者の意思の支援をしていこうとか，高齢者の尊厳
> を守っていこうと言っているのに，本当にやれているかどうかって
> いうのは，看護って，可視化されてないから見えてこない.　だけど
> も，話を通したり，レビューを通して，（中略）どういう行動をし
> たか，思いをしたら，看護部として，意思を尊重するということを，
> この看護師たちも何となく，こう聞いて，先輩がやっていることを
> 見たり聞いたりして，まねしてやっている，っていうことがわかる
> し，大事にしているものがわかる.」（Ⓧ）
> 「基本になっている患者に寄り添うということを大事にするって理
> 念として言っているわけで，それを実際にそれぞれのスタッフの人
> たちがどういうふうにやっているのかっていうことは，レビューの
> 中に感じる.」（Ⓩ）

⑳〈看護部の成果と喜び〉

　看護実践のリフレクションに参加することで，看護部長らは臨床現場
がよい看護実践を実施できているという成果を，師長やスタッフと共有，
実感しました.　1人30分を要しますが，看護部長らは，臨床現場での看
護実践の実態についての情報を直接聞くことができ，たとえば，研究協
力者のⓌ，Ⓩ氏は次のように語っていました.

> 「結果的には，やっぱりいい看護を提供することが，私たちの仕事な

わけで，それで看護方式も変えてみたりとか，（中略）労働環境もいろいろするわけでしょう．そういう結果というのは，やっぱり現場で，みんなでやりがいをもって，患者さんにとって，やっぱり満足の高いケアがね．だから，患者満足度調査っていうのも大事だけれど，みんながどうやって提供しているかというものを知る必要があると思うんです．それは1つの成果ですよね．取り組みの，教育の成果だし，いろんな取り組みの成果だとしたら，永遠のテーマみたいに，そこは謎だというのではなくて，やっぱり現場がどうなっているのかというのを，見ていく必要があると思う．」Ⓦ
「副看護部長である私は，自分の関わっている病院の看護師たちが，すごくいい看護をしているという喜びをもらえる．（中略）こういう看護をしてくれているんだ．自分はやってないけど，自分がやったら，すごく嬉しいだろうなとか，達成感があるだろうなということを感じられると，私とうちのチーム，すごいなって思えて，わくわくするというのは，体験，経験しました．もう副看護部長たちが（レビューから）帰ってくると，『聞いて』って言うわけですよ．『今日，こんな事例があった』もう最高だったわ．」Ⓩ

　以上の概念，カテゴリー，コアカテゴリーについて関係性を検討し，結果図として，**図3**に看護実践のリフレクションの導入による組織変革の支援と看護部の変化のプロセスを図式化しました．

　看護部長らは，以前からの《**看護実践の言語化が不十分なことによる看護部の課題**》があり，解決のために「看護を語る組織づくり」が必要と考え，看護実践のリフレクションの導入による組織変革を決定しました．最初に【**看護師の言語化の促進**】に取り組み，《**師長・看護師の言語化を促進する関わり**》を実施しました．次に【**看護実践のリフレクションの導入と定着への方策**】として，《**師長・看護師へのポジティブフィードバック**》を行い，さらに，途中で生じた《**リフレクションの定着のための場と時間の保証**》の方策を実施しました．その結果として《**リフレクションの効果による看護師の変化**》が最初に部署の師長・看護師に現れ，次第に《**看護管理の充実・活性化**》も促進されました．
　看護実践のリフレクションを導入した組織変革は，【**リフレクションを活かした看護を語る組織づくり**】へと結びつきました．

（4）リフレクション導入前後の平均在職年数，離職率の比較

　ここで，リフレクション導入前後の平均在職年数，離職率の比較をします．2病院の平均在職年数は，導入前5.3年，導入後6.9年で，1.6年増加

しました．また，離職率は，導入前16.8％，導入後12.6％となり，4.2％
減少しました．参考値は，全国平均の離職率（日本看護協会，病院にお
ける看護職員需給調査）[11, 12] で，2003年11.6％，2014年10.8％でした．ま
た，同じ都市部の参考値として，東京では2003年15.2％，2014年14.2％で，
リフレクションの導入前の値はほとんど同じですが，導入後は，研究対
象施設のほうが1.8％低下していました（**表2**）．

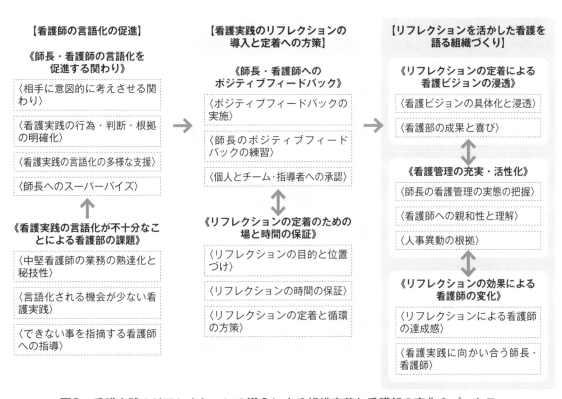

図3　看護実践のリフレクションの導入による組織変革と看護部の変化のプロセス

表2　リフレクション導入前（2003）後（2014）の離職率・
　　　平均在職年数のA大学病院と全国平均・東京との比較[11, 12]

年次	離職率			平均勤続年数
	A大学2病院 平均（％）	全国平均 （％）	東京 （％）	A大学2病院 平均（年）
2003	16.8	11.6	15.2	5.3
2014	12.6	10.8	14.2	6.9

（日本看護協会：病院における看護職員需給調査）

4 考　察

　看護実践のリフレクションの導入による組織変革と看護部の変化は，《看護実践の言語化が不十分なことによる看護部の課題》解決のために，【看護師の言語化の促進】，次に【看護実践のリフレクションの導入と定着への方策】を行い，【リフレクションを活かした看護を語る組織づくり】というプロセスを踏みました．生成されたコアカテゴリーとレヴィン（1890〜1947）の組織変革の3段階モデルに沿って，変化のプロセスを検討します[13]．

　さらに，看護実践のリフレクションを導入した結果とセンゲの学習する組織の5つの能力との関連について検証し，看護実践のリフレクションと学習する組織との関連について考察します．

組織変革のプロセスとリフレクション

　組織変革については様々な理論がありますが，ここではレヴィンが開発した組織変革の3段階モデルを活用します．

　第1段階の「解凍（unfreezing）」は現在の均衡状態を流動的にする段階であり，変化を起こすには現状を不満とし改革を望む人々の支持を得ながら，現状の均衡した心理的緊張状態を変化させる必要があります（中原・中村，2018）[14]．

　組織の変革をするためには，すぐにその課題を解決するのではなく，変革の抵抗を弱め，変革の準備，必要性のために，その状況を分析することが重要です．看護部長らは，中堅看護師の看護業務は熟達していますが，言語化が弱く，後輩が育ちにくい状況を改善する必要がありました．看護部が解決すべき課題である〈中堅看護師の業務の熟達化と秘技性〉は，看護部長らだけでなく，第4章で述べたリフレクションの支援者も，中堅看護師が業務は熟練しているが，言語化の困難な状況にあることに気づいていました．これは，ショーン（1983）がいう「秘技性と熟練」と同じであり，専門職の実践の活動がルーティン化すればするほど，自身の行動についてあまり考えなくなる危険性は増大し，最終的にはもう修正されないパターン化された行動になる[15]．単に中堅看護師だけの問題ではなく，その部署全体の看護実践の質に影響し，その中堅看護師がいない時は，実践の質が低下する可能性さえありました．そのため，看護実践能力の向上が喫緊の課題でした．そこで，中堅看護師のみにターゲットを絞るのではなく，長期的な視点から，看護師全体に「看護を語る組織づくり」という，目標を掲げました．これが，レヴィンの

変革の第1段階「解凍」にあたります.

　経験を言語化することは，外化とも言われ，第4章の看護実践のリフレクションの支援においても，看護師が支援者との対話を通じて，経験を言語化，外化し，その経験を一緒に俯瞰し，話し合う行うことを重視していたことが，明らかになりました.

　外化について，『学習科学ハンドブック』(2006=2009) に記載されています[16].

　「人は自分の考えを外にだすこと（外化）によって，静かに学んでいる時よりもすばやく，そして深く学ぶことができる.（中略）これは，ヴィゴツキーの最近接発達領域に関する学習理論で，彼は『あらゆる知識は目に見える社会的な相互作用として始まり，徐々に学習者によって内化され学習者の思考を形成する』と述べている. さらに，例外はあるものの，学習科学者たちは，学習者間での協働と会話の重要性に着目している」[16]

　中堅看護師の熟練した看護実践が言語化できない時に，個人の努力だけで解決するのではなく，むしろ，看護実践を曖昧なままでも表現（外化）し，さらに，他者との対話を経て，その看護実践の経験が，内化され，その看護師の学びとなっていくと考えられます.

　したがって，【看護師の言語化の促進】のためには，看護師に外化を促進させる必要があり，支援者，他者とのリフレクションが有効であり，看護師の成長支援につながると考え，看護部長らは，看護実践のリフレクションの導入を決定しました.

　第2段階の「変化（changing process）」は新しい知覚や行動を達成するための情報を探索・処理するために学習する段階であり，新しい行動に対する何らかの褒賞が変化をより一層促進させ，また変化を推進しようとする力が内外から生じてくるのを促します[17].

　第2段階「変化」では，【看護実践のリフレクションの導入と定着への方策】が実施されました. この支援の中で，〈ポジティブフィードバックの実施〉がキーワードとなりました. 〈師長のポジティブフィードバックの練習〉〈個人とチーム・指導者への承認〉を看護部長らが推進しました. これまでのできないことを指摘する師長・看護師への関わり方から，方針を大きく変えることは，容易ではありませんでした. 特に生命の危機に直面する医療の現場ではその傾向が顕著です. しかし，ポジティブフィードバックとはただ褒めるわけではなく，相手の仕事ぶりや判断に関して，正直にしかしポジティブに，有益で相手に受け入れられるようフィードバックを行うことであり，その結果，改善や批判も受け入れやすくなります.

看護職の承認に関する研究は，最近注目され，たとえば，手島（2014）[18]の報告があり，その理論的背景には，ポジティブ心理学が関連しています．看護部長らが，率先してポジティブフィードバックを活用したことによって，師長，主任などの支援者自身が，ポジティブフィードバックの効果を実感し，経験することができました．後に，リフレクションの支援者として活用することができたと考えられます．

　また，このリフレクションの特徴は，「この患者にとって適切な看護であるか，否か」という視点に立つことであり，その看護師の判断，思考，計画，実施，評価について話し合われました．看護部長らは，その視点でリフレクションを促進し，話し合いました．それは，常に看護を意識することになり，看護実践の現場で起こっていることを，分析的，批判的に思考する力となりました．さらに，看護部長らは，【看護師の言語化の促進】を徹底して，《師長・看護師への言語化を促進する関わり》を行いました．看護部として，看護師への指導，〈師長へのスーパーバイズ〉においても一貫した姿勢を示し，これが組織変革の重要な方針となりました．

　一方，変革に対する抵抗意見や問題もありました．導入初期に，リフレクションの目的や意義は理解しているものの，多忙な業務の後に実施され，時間をどのように確保するかが課題となりました．それに対して看護部長らは〈リフレクションの目的と位置づけ〉〈リフレクションの時間の保証〉に努力しました．実際には，職務時間内で実施できるように調整し，やむをえない場合は，時間外を認めました．その結果，リフレクションを行う時間が保証されると，多くの部署で促進され，リフレクションが新人教育などで活用され，語り合うことが日常化し，実践知が共有されました．

　看護部長らが時間の保証をしてまでも，看護実践のリフレクションにこだわった理由は，その成果が徐々に見られたためでした．副看護部長らは，担当病棟が4ヵ所程あり，年間40回以上のリフレクションに参加し，現場で行われた看護実践を共に聞き，語り，看護を深める看護師の姿に，リフレクションによる成果を実感しました．看護部のこの判断は，最初に提示した「看護を語る組織づくり」というビジョンに基づいて行われ，それが，看護実践のリフレクションの継続を後押ししたと考えます．

　こうして，リフレクションが組織に定着すると，レヴィンのいう第3段階「再凍結（refreezing）」となり，《リフレクションの効果による看護師の変化》に結びつきました．第3段階の「再凍結」は変革による均衡状態を組織の中に統合する・定着させる段階です．組織の推進力と制御力の均衡状態による組織の心理的均衡状態があり，組織変革は新しい均衡点を求めた組織現象です[19]．

リフレクションが継続し，さらに対話が促進すると，〈リフレクションによる看護師の達成感〉という新しい変化を生みました．リフレクションの場では，参加者が語る看護実践，それを深める対話の中で，師長や看護師の判断基準，看護観が現れ，《リフレクションの効果による看護師の変化》〈看護実践に向かい合う師長・看護師〉の姿から，部署の看護実践の実態が見え，一方，看護師や師長も自分の仕事を承認される機会となり，相互理解が深まりました．看護師には看護実践を語る場があることで，自分の仕事の価値を言語化し，看護を意識することになり，同時に看護師が看護実践に自信をもつ機会となりました．

看護実践のリフレクションによる組織変革が看護管理にもたらした成果

リフレクション研修は数回の場合もありますが，組織全体で何年も継続していることは必ずしも多くありません．リフレクションは個人の成長支援になり，それを継続することで，支援者と看護師との間に相互学習が起こり，師長らのリフレクションを支援する能力が向上しました．さらに，個人の成長だけではなく，これまで，院内の巡視や師長からの報告では見えにくかった部署の看護管理の実態，看護師への指導能力，他職種との連携なども見え，その部署の看護実践の特徴や課題が明らかになり，〈師長の看護管理の実態の把握〉につながりました．

すなわち，リフレクションを継続することで，師長の看護管理の結果として，臨床現場の看護実践が見えてきました．それこそが，アージリス（2010）のいうダブルループ学習です[20]．これまで看護の可視化は，褥瘡発生率，インシデント件数などで表すことが多く，個々の看護師の考え，判断，実践の実際は見えません（勝原，2013）[21]．しかし，看護実践の質の向上の鍵は，1人ひとりの看護師の判断，実践の改善です．

バーンズとバルマン（Burns and Bulman，2000=2005）は，臨床の指導・管理として，他の人の批判的リフレクションに携わることで，他者の見方や考えを知ることができ，自己の解釈を広げるという効果が得られ，看護管理とリフレクションが相容れないものではなく，相互の成長になると述べています[22]．また，ジョーンズ（2017）も看護におけるリフレクティブな文化は，看護師らが実践を表現し，その効果を検討し伝達し合い，現場をよりよくするために，看護師の声を養うことに関わっていなくてはならないと述べ，彼はこうして利用されるリフレクションは，ケアリングを際立たせることで，看護師が日常行う事柄についての相互対話（discourse）をさらに卓越したものとなりうることから，看護師の看護実践の言語化を推奨しています[23]．一方，看護師を取り巻く

職場環境，組織文化がリフレクションを通した学びを軽視してその利用を支持しない場合は，日常の実践にリフレクションは現れてこないであろうとも述べています（Bulman and Schutz，2013=2014）[24]．一方，個人は，看護実践のリフレクションによって，変化させられるようでいて，実際に主な役割を果たすのは職場環境であるという報告もあります（Collingoton and Hunt，2006）[25]．

　すなわち，本研究においても，看護実践のリフレクションの効果を高め，継続するためには，職場環境に関与している看護部が，看護実践の言語化の促進のために，〈相手に意図的に考えさせる関わり〉〈ポジティブフィードバックの実施〉《師長・看護師への言語化を促進するか関わり》〈リフレクションの時間の保証〉などの重要な役割を果たしていることが明らかになりました．

　さらに，看護部長らは〈リフレクションの定着と循環の方策〉としての継続させる仕組みを構築しました．新人看護師のオリエンテーションの段階で，看護実践のリフレクションを紹介し，年度末に経験する機会が準備されました．さらに，その指導と協力を行うのはプリセプターであり，プリセプター自身は，リフレクションの参加経験があるため，支援もしやすいです．さらに，主任になると支援者としての研修が始まります．このような循環を設計したことと，先に述べた時間の保証をしたことが，リフレクションの継続の大きな要因となりました．

　看護実践のリフレクションを導入したことにより，看護部長らが感じた変化は，多忙な中でもリフレクションに参加し，看護実践の状況を聞くことで看護師らに《リフレクションの定着による看護ビジョンの浸透》をしていることがわかり〈看護部の成果と喜び〉になりました．看護部長らは，直接の臨床現場から離れていますが，看護実践のリフレクションに参加することで，【リフレクションを活かした看護を語る組織づくり】を実感し，モチベーションを向上させることになりました．

　次に，客観的に，リフレクション導入前後の医療施設のデータとして，離職率，平均在職期間の変化を見ると，いずれも導入前に比べ若干改善していました．しかしながら，参考値としての全国平均，東京の値と比較すると，同様に変化しており，離職率は，その職場の要因だけでなく，社会情勢としての景気などの影響を受けやすいと言えます．看護師の移動が多い東京では，1.9％の減少ですが，研究対象施設では4.2％の減少が見られました（厚生労働省，2017）[26]．この研究期間に特別な離職予防策はとらず，「新人看護職員研修ガイドライン」に沿って，指導を行っていました．そのため，看護実践のリフレクションの導入による影響があったのではないかと考えられます．たとえば，新人看護師は，新人なりの看護実践を話す機会が増え，承認を受ける機会が準備され，中堅看

護師も，リフレクションに参加することで，お互いの看護実践への理解を深める機会になり，職場の人間関係の改善や看護師の意思が重視されたことなどが，離職率に影響した可能性が想定されます．ただし，離職率と看護実践とのより詳しい関連性を検討するためには，今後，看護師の職務満足度，看護実践能力，自己効力感などの個人の変化を示す指標の変化を追跡する必要があります．

■ センゲの「学習する組織」の視点での考察

　最後に，看護実践のリフレクションの導入による組織変革とそれによる看護部の変化のプロセスを，センゲの「学習する組織」の5つの能力の視点から検討します．センゲは，「学習する組織とは，学習と成長意思をもった人間に成長の機会を与えながら自らも学習し進化する組織」という基本的な考え方を提唱しました（中村，2009）[27]．センゲはそれをさらに発展させ「学習する組織　5つの能力」として表しました（Senge, 1990=1995）[28]．彼は，学習する組織には，5つのディシプリンが不可欠であり，個人の力量形成として，「自己実現マスタリー」「メンタル・モデル」があり，チームの発展として「共有ビジョン」「チーム学習」があり，組織と社会の発展として「システム思考」があります[29]．

　本研究での看護実践のリフレクションの導入と看護部からの支援，その変化も含めて，5つの能力で検討します．

①自己実現マスタリー

　個人が人生を創造的な仕事として受け止め，絶え間なく自己の能力を押し広げようとする継続的な成長に対する取り組みです．

　これは，看護師が看護実践のリフレクションに参加することによって，自己の看護実践能力について，批判的に，同時にポジティブな支援を受けながら，看護実践の根拠，思い，感情，判断，行為，結果などを振り返り，意味づけを行いました．リフレクションを行った看護師の変化については，第5章で詳細に述べています．

②メンタル・モデル

　私たちの心の中に固定化された暗黙のイメージやストーリー（仮説）のことです．

　看護実践のリフレクションの支援を検討する中で，臨床現場の問題解決思考による〈できない事を指摘する看護師の指導〉の実態があり，なぜそのような指導になるのか，その改善のために〈ポジティブフィードバックの実施〉〈師長へのポジティブフィードバックの練習〉を方略として必要とする職場風土がありました．また，〈中堅看護師の業務の熟達化と秘技性〉については，前述したように，日常のルーチンになって

いる業務によって，あまり思考せずに実施するというそのメンタル・モデルに気づくことで【看護師の言語化の促進】を軸として，多様な支援を実施しました．

　ポジティブフィードバックを看護部が意識的に活用し続けたことによって，一時的な変革ではなく，看護部長から師長へ，師長から主任へ，主任から看護師へというように，看護実践の言語化と同時に，ポジティブフィードバックを推進したことは，メンタル・モデルを少しずつ変更することにつながり，職場の〈できない事を指摘する看護師の指導〉などの改善につながりました．

③システム思考

　人間の営みをはじめ，あらゆる事物・事象を相互に関連し合った「システム」として捉える見方です．

　看護実践のリフレクションを継続するための方策として，〈リフレクションの目的と位置づけ〉〈リフレクションの時間の保証〉〈リフレクションの定着と循環の方策〉が検討され実施されました．時間の保証をすることは，前述したように組織にとっては負担となりますが，リフレクションにはそれだけの価値があると認めることにもなり，組織として看護師の考える，対話する時間を保証することになります．また，新人看護師の4月のオリエンテーションにリフレクションについての説明を導入し，その支援をプリセプターや主任に関わらせることは，リフレクションの定着と浸透に大きな力となりました．橋本（2009）は，職場の中に埋め込まれた学習として，「教える機会を作る」ことを取り上げ，これは学習の基本的な法則でもありますが，新人看護師などに教えることによって，看護師は多くの学びを得ました[30]．

④共有ビジョン

　組織のあらゆる人々が共通してもつ「私たちは何を創造したいのか」「自分たちはどうありたいのか」ということに関するビジョンです．

　看護部長らも「看護を語る組織づくり」という共有ビジョンをもち，組織変革を行いました．その結果，看護実践のリフレクションの支援者がビジョンに基づいて【看護実践のリフレクションの導入と定着への方策】を行いました．共有ビジョンは看護部には重要な意味がありますが，ビジョンは公開するだけでなく，看護師らがその意味を理解し，実践することによって浸透したことになります．リフレクションを開始する前は，ビジョンの浸透状況は，時々の出来事などから推測していましたが，導入後は，看護実践の様子を直接聞くことができ，《リフレクションの定着による看護ビジョンの浸透》について実感することができるようになりました．

⑤チーム学習

チームのメンバーが求める共通の成果を生み出すために，協働でチームの能力を伸ばしていくプロセスであり，それは「共有ビジョン」と「自己実現マスタリー」のアプローチに基づいています[31]．

看護実践のリフレクションを行う看護師，支援者，看護部長らが，「看護を語る組織づくり」というビジョンを共有したことが，チーム学習を促進したと推察されます．

看護実践のリフレクションを組織変革のために，導入した看護部長らが，最初に取り組んだことは，看護師が自己の看護実践について，その根拠，思いを言語化できるということでした．これは，第1章で検討した「看護実践」の概念は，多様で，複雑であり，変化も多く，クライアントによってさらに変化に富むという特徴をもっていることと関係しています．この実践では，看護師に求められる能力は一様ではなく，自ら観察し，考え，判断し，状況を言語化して説明し，他者と連携をとり，そのクライアントに対して，最も的確な看護提供するという，多様で，複雑なことが求められています．

そこで，その基盤を作るために，「看護師が自ら考え，自分の言葉で語ること」ということつまり，「看護を語る組織づくり」に取り組みました．その方略として，選択されたのが，看護実践のリフレクションでした．「看護師が自ら考え，自分の言葉で語る」という目標は，看護師個人が，自ら行う必要があり，他者が行うことはできません．そのため，看護実践のリフレクションでは，看護師個人にポジティブフィードバックをして承認することで，緊張を緩和し，精神的に落ち着き，自発的に行動できる環境を整えることが重要でした．この「看護師が自ら考え，自分の言葉で語る」ことを実施するか否かは，看護師個人に任されています．看護部長らにできることは，時間を保証する，ポジティブフィードバックをするなどの環境を整備することでした．臨床における看護実践の質の向上は，患者1人ひとりに向き合う，看護師1人ひとりにかかっているといっても過言ではありません．

よって，【リフレクションを活かした看護を語る組織づくり】という，看護師個人が看護について言語化できることを目指し，その結果，看護実践能力の向上を目指すという「学習する組織」が構築されていると推察されます．また，臨床看護実践を語り，同僚と共有することは，個人，グループ，組織の3つのレベルの発達に効果をもたらすとも言われており（Tanner・中山，2017）[32]，組織的な看護実践のリフレクションは，看護実践の質の向上に寄与することが期待されます．

第6回 『Trial & Error』

　あなたの所属する組織，部署では，看護実践について話し合う機会はありますか．院内教育，部署のカンファレンスなどで，リフレクションの機会がありますか．もしも，導入するとしたら，どんな場面で使えそうでしょうか．新人教育，学生指導，プライマリーの振り返り，デスカンファレンスなどに，活用してみましょう．時間・場所の確保，情報の取り扱いなど…留意点，気になることも確認しましょう．まず，病棟会や研修などで，試行して参加者の反応を確認してみましょう．

引用文献

1）高橋美智（2019）：看護管理概説，28-53，日本看護協会出版会，東京

2）厚生労働省（1982）：5月「医務だより」，医務局監理課

3）草刈淳子（2016）：看護管理，日本看護管理学会学術活動推進委員会，一般社団法人日本看護管理学会，看護管理用語集，第2版，52-53

4）内田卿子，井部俊子（1986）：クリニカル・ラダー——聖路加国際病院看護管理への適用（1），看護展望，11（1），64-73

5）Benner, P.（1984）：FROM NOVICE TO EXPERT: ECELLENCE AND POWER IN CLINICAL NURSING PRACTICE COMMEROATIVE EDITION，1st Edition, Prentice-Hall, New Jersey（井部俊子 監訳（2005）：ベナー看護論—新訳版初心者から達人へ，医学書院，東京）

6）日本赤十字社事業局看護部 編（2008）：看護実践能力向上のためのキャリア開発ラダー導入の実際，30-39，日本看護協会出版会，東京

7）Schön, D.A.（1983）：The Reflective Practitioner: How Professionals Think in Action, Basic Books, New York（柳沢昌一，三輪建二 監訳（2007）：省察的実践とは何か—プロフェッショナルの行為と思考，21-38，38-56，147-152，305-325，408，鳳書房，東京）

8）松尾睦，正岡経子，吉岡真奈美，丸山知子，他（2008）：看護師の経験学習プロセス：内容分析による実証研究，札幌医科大学保健医療学部紀要，11，11-19

9）松浦正子，三木珠美，室井佳奈（2014）：経験学習，リフレクションを重視した人材育成計画，看護管理，24（4），342-348

10）木下康仁（2007）：ライブ講義M-GTA，66-68，弘文堂，東京

11）日本看護協会政策企画室 編（2004）：2003年病院看護実態調査，2003年診療所における看護職員需給実態調査，日本看護協会調査研究報告70，72，35（2021年1月31日閲覧，https://www.nurse.or.jp/home/publication/pdf/research/7072.pdf）

12）日本看護協会医療政策部 編（2016）：2015年病院実態調査，日本看護協会調査研究報告，90：32（2021年1月31日閲覧，https://www.nurse.or.jp/home/publication/pdf/research/90.pdf）

13）Lewin, k.（1956）：社会学における場の理論，増補版，猪股佐登留 訳，誠信書房，東京

14）中原淳，中村和彦（2018）：組織開発の探求—理論に学び，実践に活かす．146-147，ダイヤモンド社，東京

15）前掲書7）

16）Sawyer, R.K.（2006）：The Cambridge Handbook of the Learning Sciences, Cambridge University Press, Cambridge（森敏昭・秋田喜代美 監訳（2009）：学習科学ハンドブック，1-13，培風館）

17）前掲書14）

18）手島恵 編（2014）：看護のためのポジティブ・マネジメント，120-175，医学書院，東京

19）前掲書14）

20）Argyris, C.（2010）：Organizational Traps：Leadership, Culture, Organizational Design, Oxford University Press, Oxford（河野昭三 監訳（2016）：組織の罠，109，文眞堂，東京）

21）勝原裕美子（2013）看護の「可視化」，日本看護管理学会誌，17（2），109-115

22）Burns, S., Bulman, C.（2000）：Reflective Practice in Nursing：The Growth of the Professional Practitioner, Blackwell Publishing, Oxford（田村由美, 中田康夫, 津田紀子 監訳（2005）：看護における反省的実践―専門的プラクティショナーの成長, 第2版, 25-42, ゆみる出版, 東京）

23）Johns, C.（2017）：Becoming a Reflective Practitioner Fifth Edition, WILEY Blackwell, Oxford

24）Bulman, C., Schutz, S. eds.（2013）：Reflective Practice in Nursing Fifth Edition, John Wiley and Sons, Oxford（田村由美・池西悦子・津田紀子 監訳（2014）：看護における反省的実践, 原著第5版, 8, 19-23, 看護の科学社, 東京）

25）Collingoton, V., Hunt, S.（2006）：Reflection in midwifery education and practice：an exploratory analysis, Evidence Based Midwifery, 4（3）, 76-82

26）厚生労働省（2017）：平成29年度「雇用動向調査結果」（2021年1月5日閲覧, https://www.mhlw.go.jp/toukei/itiran/roudou/koyou/doukou/18-2/dl/gaiyo.pdf）

27）中村香（2009）：学習する組織とは何か―ピーター・センゲの学習論, 116, 118-123, 鳳書房, 東京

28）Senge, P. M.（1990）：The FIFTH DISCIPLINE: The Art and Practice of The Learning Organization, Currency Doubleday, New York, 1994a（守部信之 監訳（1995）：最強組織の法則―新時代のチームワークとは何か, 12-25, 徳間書店, 東京）

29）前掲書28）

30）橋本麻由里（2009）：ケースカンファレンスがOJTとして人材育成に果たす意味, 日本看護管理学会誌, 12（2）, 53-63

31）前掲書28）

32）Tanner C. A., 中山洋子（2017）：経験に学び自律した臨床判断ができる看護師と病棟チームを育てる, 看護管理, 27（4）, 268-275

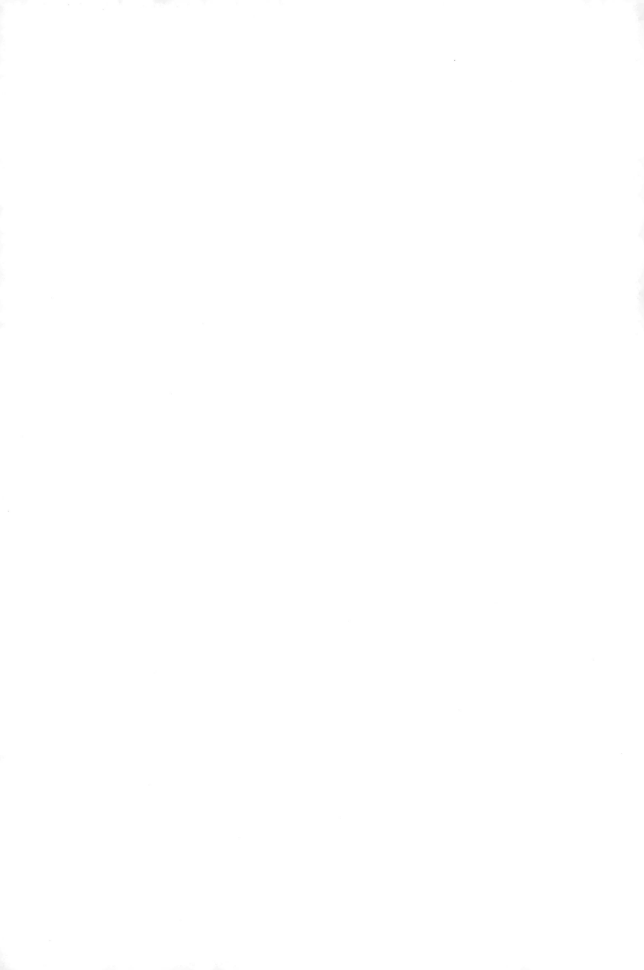

第7章

リフレクションの
支援者育成プログラムの
提案と今後の課題

本章のねらい

　看護実践のリフレクションの支援について，支援者，看護師，看護部の3つの立場からの支援の
プロセスについて得られた知見を示します．それらを踏まえて，「看護実践のリフレクションの支
援者育成プログラム（試案）」を提案し，リフレクションの支援の観点について総括します．最後に，
本書の意義と今後の課題をまとめます．

1　本論文から得られた知見

　本書は，複雑で，多様で，不確実な要素が多い「看護実践」のリフレショ
ンを深化させる支援について検討するために，①リフレクションの支援
をする看護師，②看護実践のリフレクションを行う看護師，③両者が属
する看護部の3つの立場から，相互の関係性を，成人学習理論とショーン，
センゲの学習する組織の観点で考察し，その構造を明らかにすることを
目的としました．

　本書の特徴は，すでに先行研究でその成果が報告されている看護実践
のリフレクションについて，リフレクションを行う看護師のみならず，
看護管理者や指導的立場にある看護師が，看護実践のリフレクションの
支援に，いかに関わり，いかなる変化を起こしているかを明らかにする
こと，さらに，リフレクションは，中堅以上の看護職にとっても，力量
形成のために必要な能力であることから，看護師個人のみならず，看護
部という組織としての関わりをも検討したことにあります．

　以下，本章では，上述の3つの立場を分析した結果についてまとめます．

リフレクションを深める支援

　第4章の研究1の目的は，指導的立場である看護師の支援者は，看護実
践のリフレクションを深める支援を，いかに考え，判断し，行動した結
果とその支援による支援者の変化のプロセスを明らかにすることでした．

　その結果として，リフレクションの支援者の逐語録の分析し，28概念，
8カテゴリー，2コアカテゴリーの【看護師が安心して看護を語れる場を
創る支援】と【看護師と共に看護を探求する】が抽出されました．

　リフレクションの支援と支援者の変化のプロセスとして，支援者は《ポ
ジティブフィードバックの理解と活用》と《看護実践のプロセスを紐解
く関わり》の支援を使って，《看護を意識するための言語化の促進》を
することを試みました．さらに看護師への《精神的負担の軽減への配
慮》を図り，《対象者の特性に合わせた支援》や《他者と協力して行う

支援》によって，看護実践のリフレクションを推進しました．その結果，
【看護師が安心して看護を語れる場を創る支援】を行うことになり，〈看
護師個人を深く知る〉，看護師も支援者も《相互に学び合う意義を認識》
するという変化が生じました．それによって，支援者が【看護師と共に
看護を探求する】土壌が醸成されました．

　リフレクションの支援として，本研究の支援者は《ポジティブフィー
ドバックの理解と活用》を重視していました．先行研究ではコミュニケー
ションスキルの充実について報告は見られましたが，ポジティブフィー
ドバックに関する記述はあまり見られませんでした．そこで，本研究で
は，マズローの基本的欲求とポジティブ心理学の視点から検討を行いま
した．

　その結果，ポジティブフィードバックによる承認は，看護師に自信を
もたらし，精神的に安心すると，看護師が主体的に，自身の言葉で看護
実践を語り，時に改善点についても対処できるようになったと考えられ
ます．したがって【看護師が安心して看護を語れる場を創る支援】を行
うことが，看護実践のリフレクションの導入，展開のコアカテゴリーと
なったと言えるのではないでしょうか．

　しかし，医療の現場では，患者の弱点，問題を明確にし，その点を改善，
問題解決する思考が中心となり，そのため，ネガティブフィードバック
が多い傾向にあり，看護師をお互いに承認する機会は少ないです．実際
に，支援者にとって，ポジティブフィードバックを活用することは，実
は，容易なことではありませんでした．事前の準備学習として〈ポジティ
ブフィードバックの練習や経験〉などの努力を要しました．さらに，〈中
堅看護職への納得感のある承認〉には苦慮していました．看護師たちは，
経験年数が高くなればなるほど，褒められることはほとんどないと，イ
ンタビューでも答えていました．そのため，支援者の意図的な《ポジティ
ブフィードバックの理解と活用》の支援により【看護師が安心して看護
を語れる場を創る支援】を受けたことで看護師が実感すると対話はさら
に活発になりました．

　さらに，支援者が，〈緊張と不安の緩和〉〈看護師のあふれる感情への
対応〉〈うまくできなかった時のサポート〉などの《精神的負担の軽減へ
の配慮》を実施した結果，支援者と看護師との関係が構築され対話が促
進されたと言えます．さらに，本研究の支援者は，支援をする看護師と
同じ部署に所属しており，日常的に信頼関係があった可能性もあります．
一方，支援者が指導的立場にあることで，管理・教育的なインセンティ
ブな面が出現する可能性があるため，支援者は，研修以上に看護師に対
する《精神的負担の軽減への配慮》の重要性を自覚する必要がありました．

　本研究では，看護実践のリフレクションの支援において，看護師が支

援者との対話を通じて，経験を言語化，外化し，その経験を一緒に俯瞰し，話し合う行うことを促進していたことが，明らかになりました．1人で考えるだけではなく，看護実践を対話により話し合うことで，人と出会い，共有することが新しい学び，成長につながりました．

リフレクションは，実践と理論，知識との架け橋になっています．支援者は，看護師が理論や解剖生理，病態学などの知識があるだけでなく，実際の患者に結びつけて，関連づけ，看護を実践する中で，患者の意思，権利について考え，苦悩している看護師のリフレクションを聞くことによって，本当の看護師の実践能力を見出しました．その第一歩が看護実践の言語による表現であることに，支援者は気がつきました．

以上のことから，指導的立場にある看護師がリフレクションの支援をするには，【看護師が安心して看護を語れる場を創る支援】のための要件を整える必要性が明らかになりました．その看護師が自己の看護実践について話してもよい，という環境設定をどのようにするかが，重要な要件です．本研究の結果からは，支援者が看護師への《ポジティブフィードバックの理解と活用》《精神的負担の軽減への配慮》をすることによって，看護師の情緒的安定性につながりました．

看護師の安心できる環境が整うと，《看護を意識するための言語化の促進》につながり，《看護実践のプロセスを紐解く関わり》の支援が効果を発揮することが明らかになりました．さらに，新人看護師や中堅看護師などの《対象者の特性に合わせた支援》や《他者と協力して行う支援》などの工夫もありました．支援を継続することで，支援者と看護師は，《相互に学び合う意義を認識》することとなり，【看護師と共に看護を探求する】，学習する組織へとつながる変化が見られました．

看護師が受けたリフレクションの支援

第5章の研究2の目的は，看護実践のリフレクションにおいて，看護師は支援者からいかなる支援を受けたか，看護師の変化のプロセスを明らかにすることでした．

逐語録の分析結果として，20概念，6カテゴリー，3コアカテゴリーが抽出されました．

看護師が受けた看護実践のリフレクションの支援とその変化のプロセスでは，看護師は最初【曖昧な動機でリフレクションに参加】しましたが，【看護師の意思や感情を重視する支援がもたらした看護を探求する喜びと自信】を得ることになり，その結果，【リフレクションを意図的に看護実践・教育に活用】するという変化が現れ，コアカテゴリーとなりました．

コアカテゴリーである【曖昧な動機でリフレクションに参加】では，多くの看護師が最初，明確な動機をもってリフレクションに参加したわけではなく，職場の上司である支援者に勧められたり，受け持ち患者の看護実践の経験が影響していました．《支援者の勧めと自己の看護実践の経験を振り返る動機づけ》によって，リフレクションに参加しました．《支援者の勧めと自己の看護実践の経験を振り返る動機づけ》の支援はリフレクションの直接的な支援ではありませんが，最初にリフレクションの参加への動機づけがなければ，リフレクションの参加，導入には至らないという重要な支援です．

看護師は〈支援者からの勧めや自己の役割を考えてのリフレクションへの参加〉を考えていました．看護師はただ支援者に勧められるだけでなく，自身の〈印象深い受け持ち患者の看護実践の経験の意味づけへの関心〉なども踏まえた看護師としてのキャリアを考えてリフレクションに参加していました．また，リフレクションのために，〈書くことによる看護実践の思い・考えの整理〉になることを実感し，言語化をする動機づけになりました．

次のコアカテゴリー【看護師の意思や感情を重視する支援がもたらした看護を探求する喜びと自信】では，リフレクションの展開で，《ポジティブフィードバックがもたらした看護師の喜びと自信》《リフレクションの参加による精神的な負担と負担の緩和》《支援者との質問・対話等の関わりで探求し意味づける看護実践》という3つのカテゴリーによって構成されました．

《ポジティブフィードバックがもたらした看護師の喜びと自信》では，看護師はリフレクションの際に，支援者である〈部署の師長に自分の看護を承認された喜び〉が見られました．しかし，日常の臨床現場では，〈承認の経験が少ない看護師の戸惑いと喜び〉を示す者もいましたが，承認を否定する看護師はなく，特に〈新人にもたらされた承認による自信〉となりました．

《リフレクションの参加による精神的負担と負担の緩和》において，看護師の緊張は〈信頼できる人の存在が緊張を緩和〉で不安が緩和されることもありました．しかし，時に，〈支援者の否定的な関わりによる精神的な負担〉を強く感じることもあり，リフレクションでは，その看護実践の看護について深く掘り下げようとすればするほど，看護師は精神的負担を感じることもありました．そのために看護師は〈別の支援者による傷ついた経験のサポート〉で精神的な安定が保たれたこともありました．

《支援者の質問・対話等の関わりで探求し意味づける看護実践》では，看護師は看護実践のリフレクションの中で，〈支援者の質問・対話等で

深める看護実践の思い・考え〉があり，複雑な事例では，〈支援者の質問・対話等で気づく患者家族・自分の価値観〉などについて，考えさせられ，〈患者中心の看護の意味を再認識〉しました．

3つ目のコアカテゴリーの【リフレクションを意図的に看護実践・教育に活用】では，リフレクションに参加したことによって，その意義を見出し，理解が深まると，さらにリフレクションの効果を自ら，意図的に教育・実践に活用するという好循環になりました．

《看護実践のリフレクションに意義を見出す》では，リフレクションに参加したことで看護師は〈看護実践の承認による安堵感と自信〉を獲得し，〈看護のやりがいと面白さの発見〉や〈看護実践のリフレクションを共有する喜び〉となりました．その結果，看護師は〈看護を意識することで看護業務への姿勢が変化〉して，〈承認による職業継続への動機づけ〉へとつながりました．

《リフレクションの継続による効果を実感し教育・実践に使用》では，看護師は，〈複数回参加による看護師の考え・判断の深化と行動の変化〉を認識し，リフレクションの効果を実感しました．そこで，日常の現場で，〈リフレクションの学びを新人看護師の教育に活用〉したり，〈自ら日常の看護実践の場でリフレクションを試行〉する姿が見られました．これらの行動により【リフレクションを意図的に看護実践・教育に活用】する看護師の変化を見ることができました．

支援者からの《支援者の勧めと自己の看護実践の経験を振り返る動機づけ》によって，看護師は最初は〈支援者からの勧めや自己の役割を考えてリフレクションの参加〉を決めたと言っていますが，支援者の勧め以上に重要な要因は，〈印象深い受け持ち患者の看護実践の経験の意味づけへの関心〉を考えていたことです．その経験は，看護師自身が複雑で，重症な受け持ち患者に向き合い，看護について考え，悩んだ結果，判断し，ケアを実践していたことが予想されます．

一方，看護師が多様な受け持ち患者を担当するという経験を，部署の学習環境として推進するという要素があることも，重要な環境要因です．看護師の経験年数や看護師の成長の状況に応じて，多様な受け持ち患者を経験することが，職場内で推奨されているため，看護師が経験の状況に応じて，複雑な患者を受け持つことに意義を見出していました．

これらの看護実践のリフレクションへの参加の動機づけに関する支援は，先行研究に多かった院内研修などとは異なり，本章の研究では，リフレクションへの参加を自らの意思で決定することが必要でした．この動機づけの支援は，リフレクションを展開に関する支援と同様に，看護師のリフレクションへの関心を高めることが重要でした．

リフレクションの展開では，【看護師の意思や感情を重視する支援が

もたらした看護を探求する喜びと自信】というコアカテゴリーが中核となりました．リフレクションの参加を決めた看護師は，《ポジティブフィードバックがもたらした看護師の喜びと自信》《リフレクションの参加による精神的負担と負担の緩和》などの支援を受けました．

　医療の現場では，患者の問題状況を早急に解決するために，看護領域の指導においても，ネガティブな指導が多い傾向にありました．しかし，看護実践のリフレクションでは，〈部署の師長に自分の看護を承認された喜び〉によって，ここが看護師にとって話してもよい場所であるという認識が得られると，看護師の所属部署での存在も認められたことになり，意欲の向上に結びついたと考えられます．ポジティブフィードバックの効果は高く，看護実践のリフレクション全体のイメージを肯定的なものにし，承認されたことで，看護師と支援者との関係がオープンになり，対話が活発になったことも考えられます．

　次の段階として，看護実践のリフレクションをさらに深く考えるために，《支援者との質問・対話等の関わりで探求し意味づける看護実践》への支援がありました．シャイン（2014）は，支援をする際に，相手に質問をすることで考えさせたり，気づかせる重要性を指摘しましたが，看護師の場合も，質問されることによって，自分の看護実践を思い出し考え始め，患者の気持ち，自身の価値観に気づき，自ら思考を深めました．相手が考え，気づくためにはアドバイスよりも質問や対話のほうが有効でした．

　一方，リフレクションでは，その看護実践の考え，判断などを深く探求することから，看護師には精神的な負担がかかることもありました．ほとんどの看護師は，リフレクションに参加してよかったと述べていますが，一部には，〈支援者の否定的な関わりによる精神的な負担〉もあり，看護師には精神的なダメージになることもありました．リフレクションには効果もありますが，その危険性について支援者は，十分認識しておく必要があります．特に支援者が指導的立場，管理職の場合は精神的な配慮について留意しなければなりません．

　看護師が，看護実践のリフレクションで看護師としての看護探求する段階と進むことができたのは支援者の質問・対話などと共に，ポジティブフィードバックを活用した関わり，精神的負担への配慮などの【看護師の意思や感情を重視する支援がもたらした看護を探求する喜びと自信】でした．これらの支援によって看護師は，《看護実践のリフレクションに意義を見出す》ことができました．

　看護師が受けたこれらのリフレクションの支援は，看護師の自発性を発揮させる準備と言えるのではないでしょうか．【看護師の意思や感情を重視する支援がもたらした看護を探求する喜びと自信】を得た看護師

は、《看護実践のリフレクションに意義を見出す》ことになり、さらに【リフレクションを意図的に看護実践・教育に活用】という前向きな変化を遂げることになったのです.

看護実践のリフレクションを導入した看護部の組織変革

第6章の研究3の目的は、看護実践のリフレクションを導入した組織変革が看護部にいかなる変化をもたらしたのか、そのプロセスを明らかにすることでした.

その分析結果として、20概念、7カテゴリー、3コアカテゴリーが抽出されました.

看護実践のリフレクションの導入による組織変革と看護部の変化のプロセスは、【看護師の言語化の促進】と【看護実践のリフレクションの導入と定着への方策】と【リフレクションを活かした看護を語る組織づくり】がコアカテゴリーとなりました.

コアカテゴリーである【看護師の言語化の促進】では、《看護実践の言語化が不十分なことによる看護部の課題》が見出され、その解決策として、看護実践のリフレクションを導入し、《師長・看護師の言語化を促進する関わり》を実施しました.

《看護実践の言語化が不十分なことによる看護部の課題》では、看護部は、〈中堅看護師の業務の熟達化と秘技性〉〈言語化される機会が少ない看護実践〉〈できない事を指摘する看護師の指導〉という、課題が山積していました. その結果として、新人指導が不十分となり、新人看護師の離職率の上昇、看護師の在職期間の短縮化という現象が生じました.

《師長・看護師の言語化を促進する関わり》では、看護部長らは、師長、看護師などと関わるあらゆる場面で、〈相手に意図的に考えさせる関わり〉を徹底して実施しました. 〈看護実践の行為・判断・根拠の明確化〉〈師長へのスーパーバイズ〉でも自分の意見を考えることを支援し、さらに、〈ポジティブフィードバックの実施〉が積極的に行われました.

【看護実践のリフレクションの導入と定着への方策】では、《師長・看護師へのポジティブフィードバック》を実施し、さらに《リフレクションの定着のための場と時間の保証》が行われました.

《師長・看護師へのポジティブフィードバック》では、支援者となる〈師長のポジティブフィードバックの練習〉の機会を作り支援ができる体制を整え、〈看護実践の言語化の多様な支援〉〈個人とチーム・指導者への承認〉が実施されました.

《リフレクションの定着のための場と時間の保証》では、リフレクショ

ンの導入後，発生した時間の問題の解決策として，再度，〈リフレクションの目的と位置づけ〉の確認を行い，〈リフレクションの時間の保証〉が追加され，さらに，〈リフレクションの定着と循環の方策〉が実施されました．

　【リフレクションを活かした看護を語る組織づくり】では，《リフレクションの効果による看護師の変化》《看護管理の充実・活性化》が表出し，《リフレクションの定着による看護ビジョンの浸透》を看護部長らが実感しました．

　《リフレクションの効果による看護師の変化》では，リフレクションの帰結として部署では，〈看護実践に向かい合う師長・看護師〉が見られ，〈リフレクションによる看護師の達成感〉などと共に看護を語る組織づくりの基盤が整いました．

　《看護管理の充実・活性化》では，看護実践が可視化され，〈師長の看護管理の実態の把握〉がしやすくなり，看護部長らも〈看護師への親和性と理解〉が高まり，看護師の成長状態などを理解し，〈人事異動の根拠〉としました．

　《リフレクションの定着による看護ビジョンの浸透》では，看護実践のリフレクションに参加することで部署内の看護実践の内容から状況がわかり部署に〈看護ビジョンの具体化と浸透〉がされ，看護部長らの〈看護部の成果と喜び〉となりました．

　なお，この調査対象となった2病院のリフレクション導入前後の平均在職年数と離職率を比較した結果，平均在職年数は，リフレクションの導入前が5.3年，導入後6.9年となり，1.6年増加していました．離職率は，リフレクション導入前が16.8％で，導入後12.6％となり，4.2％減少しており，就業形態にも影響を与えた可能性があります．

　次に，以上の結果を第4章で取り上げたレヴィンの組織変革モデルに即して解釈します．

　第1段階の「解凍」では，両病院とも看護実践能力の向上が喫緊の課題であり，長期的な視点から，看護師全体に「看護を語る組織づくり」という，目標を掲げました．すなわち，【看護師の言語化の促進】をするためには，支援者，他者とのリフレクションが有効であり，看護師の成長支援につながると考えました．看護部長らが実施した《師長・看護師の言語化を促進する関わり》によって，看護師は常に看護を意識することになり，看護実践の現場で起こっていることの言語化が，促進されていきました．これが，組織変革の重要な方針となりました．

　第2段階の「変化」は【看護実践のリフレクションの導入と定着への方策】です．この支援の中では《師長・看護師へのポジティブフィードバック》《リフレクションの定着のための場と時間の保証》することが

キーワードとなりました．看護部長らポジティブフィードバックを推進したことで，これまでのできないことを指摘する師長・看護師への関わり方から，方針を大きく変えました．方針転換は容易ではありませんでしたが，看護部長らの〈ポジティブフィードバックの実施〉〈個人とチーム・指導者への承認〉によって，師長，主任などの支援者自身がポジティブフィードバックの効果を認識し，これをリフレクションの支援に活用することができたのではないでしょうか．

　また，変革の抵抗因子として，リフレクションの時間の確保が課題となりました．それに対して看護部長らは〈リフレクションの目的と位置づけ〉〈リフレクションの時間の保証〉など職務時間内で実施できるように調整しました．これは，看護部長らは年間40回以上のレビューに参加し，現場での看護実践を共に聞き，看護を深める看護師の姿に，リフレクションの成果を実感したことが，看護実践のリフレクションの継続を後押ししたと推察されました．

　第3段階の「再凍結」となり，《リフレクションの効果による看護師の変化》に結びつきました．参加者が語る看護実践，それを深める対話の中で，師長や看護師の判断基準，看護観が現れ，さらに部署の看護実践の実態が見えました．一方，スタッフや師長も自分の仕事を承認される機会となり，相互理解が深まりました．また，リフレクションを継続することで，師長の看護管理の結果として，臨床現場の看護実践が見えてきました．したがって，看護実践の質の向上は，1人ひとりの看護師の判断，実践の改善が鍵となります．

　以上のように本研究では，看護実践のリフレクションの効果を高め，継続するためには，職場環境に関与している看護部が，《師長・看護師の言語化を促進する関わり》として，〈相手に意図的に考えさせる関わり〉〈ポジティブフィードバックの実施〉〈リフレクションの時間の保証〉などの役割を果たしていました．

　これらの看護実践のリフレクションの導入による組織変革の取り組みは，一時的な組織変革ではなく，センゲのいう「学習する組織」に近づくことができたのでないでしょうか．

　そこで，本研究での看護実践のリフレクションの導入と支援について，第3章で前述したセンゲの5つの能力で検討しました．

　1つ目の「自己実現マスタリー」は，看護師が看護実践のリフレクションに参加し，自己の看護実践能力について，ポジティブな支援を受けながら，リフレクションを行いました．その結果，【看護師の意思や感情を重視する支援がもたらした看護を探求する喜びと自信】と【リフレクションを意図的に看護実践・教育に活用】する姿勢となりました．

　2つ目の「メンタル・モデル」は，看護実践のリフレクションの支援

を検討する中で，臨床現場の問題解決思考による〈できない事を指摘する看護師の指導〉や〈ポジティブフィードバックの実施〉〈師長のポジティブフィードバックの練習〉を方略として必要とする職場風土がありました．また，〈中堅看護師の業務の熟達化と秘技性〉については，そのメンタル・モデルに気づくことで【看護師の言語化の促進】を軸として，多様な支援を実施することができました．

　3つ目の「システム思考」は，看護実践のリフレクションを継続するための方策として，〈リフレクションの目的と位置づけ〉〈リフレクションの時間の保証〉〈リフレクションの定着と循環の方策〉が検討され実施されました．

　4つ目の「共有ビジョン」は，看護部長らが「看護を語る組織づくり」という共有ビジョンをもち，組織変革として【看護実践のリフレクション導入と定着への方策】を実施しました．その結果，《リフレクションの定着による看護ビジョンの浸透》に結びつきました．

　5つ目の「チーム学習」は，看護実践のリフレクションを行う看護師，支援者，看護部長らが，「看護を語る組織づくり」という，ビジョンを共有していることから，チーム学習が行われていました．

　以上のセンゲの5つの能力から検討した結果，看護実践のリフレクションの支援によって，この組織には，「自ら考え，自分の言葉で語る」という「看護を語る組織づくり」というビジョンが共有され，看護実践のリフレクションの参加による個人の成長があり，【看護師が安心して看護を語れる場を創る支援】ための《ポジティブフィードバックの理解と活用》というメンタル・モデルの変化がありました．支援者の【看護師と共に看護を探求する】というチーム学習が生まれ，「学習する組織」に近づいたのでなないかと推察されます．

　組織変革のために，「看護実践のリフレクション」を導入した看護部長らが，最初に取り組んだのは，看護師が自己の看護実践について，その根拠，思いを言語化できるということでした．これは，第1章で検討した「看護実践」の概念が，多様で，複雑であり，変化も多く，クライアントによってさらに変化に富むという特徴をもっています．そのため，看護師に求められる能力は，自ら観察し，考え，判断し，状況を言語化して説明し，他者と連携をとり，そのクライアントに対して，最も的確な看護提供するという，複雑な能力です．

　今日の変化の著しい医療の世界の中で，看護師がその役割を果たすためには，「自ら考え，自分の言葉で語る」ことが必要とされています．そのために，看護実践のリフレクションは，大きな力を発揮すると考えられます．

　さらに，看護実践のリフレクションでは，本研究でも明らかになった

ように，「他者との関わり」によって，より深化することが可能となります．

　看護実践のリフレクションは，単回の研修で開催することも可能であり，多くの報告があります．しかし，看護実践の質の向上に寄与するためには，継続して実施することが期待されます．

　本書では，「看護師が自ら考え，自分の言葉で語れる」ためのリフレクションの支援の第1は，【看護師が安心して看護を語れる場を創る支援】の環境整備でした．これは以前から報告されていることであります．では，そのために具体的に何をすればよいかは，明らかになっていませんでした．

　本書の新たな知見としては，最初に，リフレクションの支援として従来から指摘されている【看護師が安心して看護を語れる場を創る支援】のための要件を明らかにしたことです．

　①ポジティブフィードバックなどの承認により看護師の安堵感と自信を獲得できるようにします．

　②リフレクションの際は，参加の看護師への精神的配慮を行い，緊張の緩和を図ります．

　③看護師が多様な看護実践の経験ができるようにします．

　④リフレクションの職場内での位置づけと時間を保証します．

　以上の4点です．

　2つ目は，看護師が看護実践のリフレクションを継続することによる，看護師，支援者，看護部への効果が明らかになったことです．

　看護師は看護実践への自信・意欲が向上し，「看護を探求する喜びと自信」を獲得しました．支援者も看護師もお互いに学び合い，部署では【看護師と共に看護を探求する】土壌が醸成されました．

　看護部では【リフレクションを活かした看護を語る組織づくり】が構築されることが明らかになりました．

　したがって，看護師が自ら考え，自分の言葉で，看護実践を語り，同僚と共有する看護実践のリフレクションは，看護師，支援者，看護部の3者の力量形成，組織開発に効果をもたらしたと言えます．また，これら3者が相互に関連することによって，リフレクションを継続することができる「学習する組織」になっていくことが推察されます．

2 看護実践のリフレクションの支援者育成プログラムの提案

実践への示唆

　本書での研究結果を踏まえて，実践への示唆を述べた後，その１つとして，「看護実践のリフレクションの支援者育成プログラム（試案）」を提案します．

　看護実践のリフレクションの導入による，看護師，支援者，看護部の変化のプロセスについての研究の分析結果で，3つの立場に共通して抽出されたカテゴリーは，「**看護を語る（対話）**」「**看護を探求する**」「**ポジティブフィードバック**」の3つでした．看護実践について，看護師同士が語り合い，その患者にとって最も的確な看護をポジティブに探求することが，看護実践のリフレクションのコアカテゴリーとなります．

　看護実践のリフレクションの導入は，リフレクションを行う看護師，支援する看護師，看護部に深く関連しており，単に院内教育をする教育委員だけで，考えるのではなく，看護部，支援者，看護師という組織全体を見る俯瞰的立場に立ったシステム思考で検討する必要があります．看護実践のリフレクションを組織に導入するにあたって，最初に，なぜ「看護実践のリフレクションの導入」をするのか，その組織における位置づけ，目的を明確にすることが，効果をもたらす鍵となり，看護部のビジョン，方針が明確になると組織変革が進めやすくなります．

　今回の研究で明らかになった，看護実践のリフレクションの効果として，**《ポジティブフィードバックがもたらした看護師の喜びと自信》【看護師の言語化の促進】【看護師と共に看護を探求する】**ことによって看護師の力量形成となること，「**共に看護を語る組織づくり**」が進むということがあげられます．それは，臨床現場での看護実践の質の向上につながると考えられます．一方，今回の研究で明らかになった実践への課題として，リフレクションを行う看護師にも，支援する支援者にも，準備する時間，参加する時間を必要とし，時に精神的負担となることもがあげられます．さらに，リフレクションの効果を得るためには，数回の実施では効果は一時的であり，継続して実施するというある程度の時間を必要とし，速攻性のあるものではありません．したがって継続的な実施のためには，看護部の組織的な取り組みを必要とするということです．

　この課題の1つであるリフレクションの時間の保証については，これまでは研修などの数回のリフレクションが多かったために，あまり論じられてきませんでした．本研究のように継続して実施する場合には，リフレクションの時間の保証は看護師にとっては安心して参加できる要因

となります．この時間を継続して保証するためには，看護部の理解だけでなく，看護職以外の医療職，経営陣，執行部にもアピールできるだけの根拠や意味づけが必要となります．

　また，看護師の「精神的負担の緩和」については，支援者の育成のプログラムの中で考える必要があります．支援者の育成については，先行研究では，多くが質問の仕方などのコミュニケーションスキルなどに関するものでした．しかし，本研究の成果から，次のような内容を要すると考えられます．

　看護実践のリフレクションの支援者は，「リフレクションの目的」「看護実践の言語化の意義」を理解し，看護師が「安心して話せる場を創る」ために，「緊張・不安の緩和」「ポジティブフィードバックを活用」します．これらのリフレクションを行う看護師の意思や気持ちを重視する支援によって，看護師の自発性の開花を促進します．看護部の組織変革の目的でもあった「自ら考え，看護を語ることができる人材を育成」することにつながります．複雑で，多様で，変化が著しい看護実践の場で，看護師がその力を発揮するためには，「自ら考え，看護を語ることができる人材」が必要となります．その1つの方略として，看護実践のリフレクションは，有効な手段となると言えます．

　看護師と共に看護について語ることができる環境を整えると，看護師が看護実践について話すことができます．そのためには，リフレクションの支援者の育成も重要な課題です．看護実践のリフレクションの支援における質問・対話などは，その看護師に，自身の看護実践の時の行動，言動，思考について，振り返って考え，自身の言葉で，表現できるように支援することです．看護師1人ひとりが看護実践のリフレクションに参加することから，自己の看護実践を見直し，支援者と対話をすることで，ポジティブフィードバックを受け，エンパワーメントされ，力量形成をしていきます．この看護師1人ひとりの活動によって，看護実践の質が向上すると考えられます．

看護実践のリフレクションの支援者育成プログラムの提案

　本書の第4章の研究結果に基づいて，指導的立場にある看護師の支援能力の評価指標として，「看護実践のリフレクションの支援能力の自己評価票（仮）」（**表1**）を作成しました．以後「自己評価票（仮）」とします．リフレクションの支援者が，支援をする際にどのように支援をしているのか，支援に必要な能力の一端を示しています．この「自己評価票（仮）」は，能力項目として，①**看護師が安心して看護を語れる場を創る支援**と

②**看護師と共に看護を探求する支援**があり，その下位項目としての6つの支援能力項目があり，さらにそれぞれの支援内容については，計30の質問項目で構成されています．回答は，「1：全く実施できない」「2：あまり実施できない」「3：まあまあ実施できる」「4：非常に実施できる」の4段階のリッカートスケールであり，下位尺度ごとに尺度得点を算出し，得点が高いほどそれぞれの支援能力が高いことを示します．

　現在，看護リフレクションの研究家やリフレクションを継続して実践している看護管理者などの専門家会議などでスーパーバイスを受け，調整している段階です．今後，リフレクションの支援者の方々にプレテストなどを行い，信頼性・妥当性などの評価を進める予定です．

　この「自己評価票（仮）」は，支援者育成プログラムの前後で，評価指標として活用できると考えています．

　次に，看護実践のリフレクションの支援者育成プログラムの具体的な提案をします．

　これまでの研究の成果から，看護実践のリフレクションの支援者育成では，「参加者自身のリフレクション経験」「ポジティブフィードバック」「リフレクションの継続性」の3つが重要なキーワードであると考えています．

1）参加者自身のリフレクション経験

　コルトハーヘンは，リフレクションの質を向上させる近道は，自身がリフレクションを行うことだと述べています[1]．

　本書の研究1（第4章）の結果で明らかになったように，参加者自身が経験することにより，リフレクションの場で，看護実践を話す不安な気持ちを感じたり，言葉かけ，態度がどのような影響を及ぼすかに気づいたりすることもあります．また，問いかけ，フィードバックによって，リフレクションの方向性が変化したり，傾聴されると感じる気持ち，ポジティブフィードバックを受ける気持ちを体験することもあります．あるいは，うまく話せなかった時の気持ち，どのようにサポートされたのかなど，これらのことは，リフレクションを実際に経験しないと気づきにくいことばかりです．

　プログラムでは，参加者それぞれが十分な時間を確保して，リフレクションができるように企画します．そして，最後に，リフレクションを経験して気づいたことを話し合い，その学びを言語化することが必須です．言語化によって，経験は学習になるとデューイも述べ，これこそが，リフレクションそのものです．傾聴されると感じる，話してもよい，聞いてもらえる安心感，喜びを経験することで，そのスキルの意味を理解することができ，リフレクションの意義，面白さにつながります．

表1 看護実践のリフレクションの支援能力の自己評価票（試案）

支援能力項目		質問項目	どの程度実施できていますか			
			非常に実施できる	実施できるまあまあ	あまり実施できない	全く実施できない
看護師が安心して看護を語れる場を創る支援	看護実践のプロセスを紐解く関わり	①看護実践のリフレクションの目的を理解することができる	4	3	2	1
		②看護実践から見えにくい看護判断を探求することができる	4	3	2	1
		③看護師に看護実践の時の気持ちや考えを傾聴することができる	4	3	2	1
		④様々な角度から冷静に見る態度で関わることができる	4	3	2	1
		⑤看護実践の意図を掘り下げる関わり，質問等をすることができる	4	3	2	1
	ポジティブフィードバックの理解と活用	⑥ポジティブフィードバックの経験や練習をしたことがある	4	3	2	1
		⑦意図的なポジティブフィードバックを活用することができる	4	3	2	1
		⑧看護師のよい所や成長などを見逃すことはほとんどない	4	3	2	1
	看護を意識するための言語化の促進	⑨看護師が看護実践を言語化する意義について説明できる	4	3	2	1
		⑩看護師にリフレクションへの参加を促進することができる	4	3	2	1
		⑪看護実践は優れているが，言語化に課題がある看護師を認識することができる	4	3	2	1
		⑫気づきを促すために看護実践の観察をすることができる	4	3	2	1
		⑬気づきを促すために看護実践について意図的な対話をすることができる	4	3	2	1
	精神的負担の軽減への配慮	⑭支援者自身が看護実践のリフレクションの経験，支援を受けた経験がある	4	3	2	1
		⑮看護師に不用意に傷つけない配慮をすることができる	4	3	2	1
		⑯看護師への緊張と不安の緩和をすることができる	4	3	2	1
		⑰支援者自身のリフレクションの経験を活用した支援をすることができる	4	3	2	1
		⑱リフレクションがうまくできなかった時にサポートすることができる	4	3	2	1
	対象者の特性に合わせた支援	⑲新人看護師に自信をつける関わりをすることができる	4	3	2	1
		⑳中堅看護師に承認をする時は，納得感のある関わりをすることができる	4	3	2	1
		㉑看護師自身の看護実践力を見直す支援をすることができる	4	3	2	1
看護師と共に看護を探求する支援	他者と協力し，相互に学び合う支援	㉒プリセプターと協力して新人看護師を支援することができる	4	3	2	1
		㉓同僚評価を活用して中堅看護師への支援をすることができる	4	3	2	1
		㉔看護師個人を深く知る関わりをすることができる	4	3	2	1
		㉕看護師の所属部署の潜在的な課題に気づくことができる	4	3	2	1
		㉖新人看護師の支援でプリセプターが成長したことに気がつくことができる	4	3	2	1
		㉗支援者自身も看護を深めることができる	4	3	2	1
		㉘看護を語る場の重要性に気がつくことができる	4	3	2	1
		㉙看護を語る時間の重要性に気がつくことができる	4	3	2	1
		㉚部署で独自に看護を語る場を創ることができる	4	3	2	1

＊この自己評価票は，現在，信頼性・妥当性について検証中です．研究者の許可なく使用することを禁じます．

2）ポジティブフィードバックについて

　本書の3つの研究結果に一貫して，報告されたポジティブフィードバックについては，言うまでもありません．ポジティブフィードバックの意義，その効果について，経験し学習を深める必要があります．また，リフレクションの支援者は，研修に参加している新人看護職員，新リーダー，新人看護管理者にフィードバックする機会が多くあります．支援する側には，さまざまな経験が豊富にあり，自分自身と重なることもあり，ついついアドバイスをしたくなります．しかし，リフレクションでは，参加者自身が自ら考え，感じ，表現することが大切です．ささいな事でも，自分自身で気づくことによって，成長，学習へとつなげることができます．

　支援者の方は，あと一歩のところ，引き出すための質問をして，参加者が気づいたことに，傾聴し，共感し，承認をすることで，参加者が，振り返りをしやすくなります．そして，参加者の本当の感情，望みに，近づきます．

　新人看護職員の一歩進んだことや新リーダーの何気ない日常業務の采配に眼を向けることが，成長の促進になります．承認とは，ただ褒めるということではなく，できている事実や行動の変化に注目し，よく相手を観察することから始まります．よく観察する，評価的な視点ではなく，事実を伝えることが大切です．よくできたではなく，具体的な事実，たとえば，患者さんへの言葉かけや接し方，安全の確認行動の実施などがあります．

3）リフレクションの継続性

　研修での学びを実践に活用，応用できることが，リフレクションの研修の重要な目的です．研修の最後に，部署に戻ってからの課題を参加者の前で自己申告し，表明してもらうことで，実行に対する動機づけをします．研修の真の評価は，研修の学びを部署で実践できるかにかかっています．どんなによい研修も実践で活用される，実践を変えることが求められています．

　1つの対策として，2回目の研修を企画し，リフレクションの支援を実施した結果を参加者同士が報告し，リフレクションする場を作ることです．これにより，リフレクションを実施する機会の提供となります．同時に，リフレクションをする場を20分でもスタッフ指導の時間として，看護部が少しでも確保することができると，実践しやすくなります．

（1）リフレクション支援者研修の実際

　具体的なスケジュールの一例を紹介しましょう．リフレクションの理論，方法などの講義に1時間，リフレクションの演習を1人15～20分で，

参加人数によって調整が必要です．対面のほうがよいかと思いますが，同じ施設の仲間であれば，遠隔会議システムなどでも実施することができます．

（2）研修目的と事前課題について

リフレクションの効果を最大限に得るために，事前の課題を提示します．どのような経験についてリフレクションをするのか，参加者に負担にならない程度で，その出来事を事前に文章化を依頼します．参加者の話す準備をするのが目的ですから，提出などは不要，当日持参で大丈夫です．研修の目的に合わせて，事前課題を設定します．例をいくつかあげます．

①新人看護職員

　目的：自己の成長を実感し，自己効力感をもつ．

　課題：成長を実感した，看護師の責任を実感した，小さなやりがいを
　　　　見つけた場面など．

②新人看護管理者，リーダー研修

　目的：自己の看護観を醸成する．

　課題：臨床経験を振り返り，印象に残っている，看護について考えさ
　　　　せられた場面，患者や家族の気持ちに気づいた場面など．

　目的：看護管理・役割について考える．

　課題：管理者，リーダーの役割について，考えさせられた，印象に残っ
　　　　ている場面…など．

　いずれも身近な場面で，最終的に肯定的に受け入れられることが重要です．リフレクションは問題解決が大きな目的ではなく，その出来事についての自分自身の意味づけが目的です．失敗した場面ではなく，成功した出来事で大丈夫です．特に，新人看護職員は，よかったこと，できていることに焦点をあて，その意味づけをし，自信につなげることが重要です．

（3）グループ分け

リフレクションの演習時間の関係上，3～4人までとします．組み合わせは，異なる部署で，経験年数が同じようなメンバーのほうが話しやすいようです．役職などがある場合は，可能であれば，同じ役職の人同士を組み合わせると，自分の話ができます．

支援者は，参加者の状況に応じて，準備されるとよいと思います．新人看護師を対象とする場合には，支援者がアドバイスをし過ぎないように気をつけて，参加されることをお勧めします．

（4）実施上の留意事項

①個人情報保護：看護実践に関することを話し合うので，個人情報の扱いに注意し，匿名扱いにします．実践内容はメモをとらずに，傾聴を

心がけるように説明します.

②精神的負担：リフレクションを進める際に，支援者が特に気をつけな
ければいけないことがあります．本書の研究2（第5章）でも触れたよ
うに，リフレクションをすると何らかの精神的負担がかかることがあ
るということを，支援者は認識しておく必要があります．気になる経
験と共に，その時の感情を思い出すこともありますので,リフレクショ
ンへの参加, 用いる出来事は参加者の意思に任せて行います. また,
必要に応じて，精神的な支援について考慮が必要な場合もあります.

3　本研究の課題と今後の研究への展望

本研究の限界として，研究対象施設の少なさがあげられます．関連施
設内で研究対象者の協力を得，一貫性のあるデータが得られたと言えま
すが，研究協力施設の特徴が現れている可能性もあります．今後，看護
実践のリフレクションを実施している施設も増えているため，対象者を
広げて研究を行い，施設の規模や特徴による課題などを検討する必要が
あると考えます.

また，同じ組織内の看護部，指導的立場にある支援者，看護師の間で
実施されるリフレクションに参加することは，看護キャリア開発ラダー
と関連性があり，昇給・昇任などとの何らかのインセンティブがある可
能性については，今回は触れていません．現在は変更になっている可能
性はありますが，研究期間においては，看護キャリア開発ラダーの参加
は任意であり，賃金報酬との関連はありませんでした．他の施設で，看
護キャリア開発ラダーの段階が賃金報酬と連動しているところもあり,
この点については，今後，人的資源管理の視点も踏まえて検討する必要
があると考えます.

しかしながら，本書では，これまで看護継続教育の研修の1つで，職
場を離れて実施するOFF-JTとして捉えられていた看護実践のリフレク
ションに対し，看護師1人ひとりの看護実践のリフレクションの支援が,
その個人の力量形成にとどまらず，部署，看護部全体を巻き込んで，セ
ンゲの学習する組織の構築に広げて，考察したことで得られた成果があ
ります.

すなわち，本書では，看護実践のリフレクションの支援は，センゲの
いう「システム思考」が出発となり，看護実践の言語化という「ビジョ
ン共有」の提案と,ポジティブフィードバックという「メンタル・モデル」
の変容の2つの流れが基盤となったこと，そしてその基盤に基づいた支

援によって，【看護師が安心して看護を語れる場を創る支援】をすることで，【看護師と共に看護を探求する】場が保証されることを解明しました．

　今後の課題として，こうした効果的なリフレクションの支援者を育成するプログラムの開発があげられます．

　成人学習者である看護師個人が，看護実践の経験をリフレクションし，そこから学び，看護師の力量を形成するためには，「看護を意識させる言語化」の支援が鍵となることが明らかになりました．これまでの看護実践のリフレクションの支援では，傾聴，質問などのコーチングスキルの活用が多く報告されていました．これらをスキルとして実施するだけでなく，その基盤となっているポジティブ心理学の承認欲求や内発的動機づけ，感情の意味，効果などに基づいて，リフレクションの支援をすると，より効果的な支援になります．

　また，研究協力者の人数の関係上，リフレクションの支援者の支援経験別に分析はしていません．しかし，インタビューからも，看護実践のリフレクションに関わる難しさが聞かれました．特に経験が浅い主任と，臨床経験も長い師長などでは，看護師への関わりに違いがあると考えられます．看護教員の経験が浅い教員とベテランの教員では学生への関わりに違いがあるように，リフレクションの支援においても，違いがあることが予測されます．これらの点が，今後明らかになると，リフレクションの支援者の育成についてもより具体的に考えることができると考えられます．

　本書の総括として，看護実践のリフレクションの支援者育成プログラム，「自己評価票（仮）」を提案しました．様々な臨床場面で，実践し検討され，さらに精錬されることで，複雑で，多様な臨床実践の質の向上に寄与することができれば幸いです．

第7回　『Trial & Error』

　これまで，リフレクションの支援を実施してみていかがでしたか．最終回は，本章の「看護実践のリフレクションの支援能力の自己評価票（仮）」で，皆様のリフレクションの支援について，振り返ってみましょう．まだ，試作段階ですが，第1回と比較すると何らかの変化，成長が見られたのではないでしょうか．

　リフレクションは，すぐに結果が見えにくい場合もあります．しかし，仲間と継続していくことによって，看護師自身の力量形成につながり，成長することで，看護実践の質は，必ず変化し，向上していきます．

引用文献

1）Korthagen, F. A. J., eds（2001）：Linking Practice and Theory：The Pedagogy of Realistic Teacher Education, Lawrene Erbaum Associates, Mahwah（武田信子 監訳（2010）：教師教育学―理論と実践をつなぐリアリスティックアプローチ，128-134，学文社，東京）

謝　辞

　本書は，お茶の水女子大学大学院人間文化創成科学研究科人間発達科学専攻に提出され，2020年2月に博士（学術）を授与された論文「看護実践のリフレクションの支援に関する研究〜成人学習論と学習する組織の観点からの考察〜」に加筆・修正を行ったものです．

　紆余曲折しながらも，博士論文を提出し，リフレクションの支援についての研究を一冊の著書として，刊行することができたのは，多くの方々のご協力，支援のおかげです．心から感謝を申し上げます．なお，本研究は埼玉県立大学の奨励研究助成金の交付を受けました．

　本研究において研究のご協力を頂いた2つの大学病院の看護師，看護部の皆様には，ご多忙な中，たいへん豊かな看護実践をご提供頂きました．皆様の「患者によりそう看護」に対する熱心な取り組みが研究を進める原動力になりました．大学病院という複雑で，多様な患者に対する看護実践の中で，リフレクションをポジティブに，現在も継続している姿勢に感動しました．皆様のさらなる発展とご健康を心からお祈りします．

　指導教員であるお茶の水女子大学大学院人間文化研究科冨士原紀絵教授には，的確なご指導を毎回頂き，また様々な困難に対して根気強く，暖かく励まして頂きました．教授のご指導によって長い大学院での研究を継続することができました．心から感謝致します．

　さらに，お茶の水女子大学大学院池田全之教授，文教育学部浜野隆教授，生活科学部大森正博教授，諸先生方には多くのご指導を頂き，大変お世話になりました．

　博士論文の審査をお引き受けくださった東京慈恵会医科大学医学部看護学科北素子教授には，多忙にもかかわらず，質的研究の分析に多くのご指導と励ましの言葉を頂きました．

　本研究を行うにあたり，看護管理研究の視点から多くの示唆，竹内恵子コーチの粘り強いコーチングによって支えられました．

　大学院のゼミの先輩である玉川大学教育学部中村香教授には，研究テーマであるセンゲについて多くの示唆，暖かい励ましを頂きました．さらに，ゼミの仲間との討論，研究へのアドバイスなどお互いに励まし合って進めることができました．

　また，教育学と看護学と分野は違いますが，リフレクションの研究グループ「リフレクト」のおかげで，オランダのユトレヒトでコルトハーヘンとのセッションを経験しました．私自身のリフレクションについて多くの学びがあり，研究へのさらなる意欲になりました．京都女子大学教育学部村井尚子教授にはお世話になりました．

　最後になりましたが，総合医学社の石塚享志さんには，発刊までの支援を頂き感謝します．そして，家族に感謝を捧げます．大学院での学びと仕事との両立ができたのは，夫の良明の多くのサポートのおかげです．皆様のご協力，支援，本当にありがとうございました．

　今後，さらに看護実践の質の向上のために，リフレクションの支援について探求を継続し，看護学の精錬，臨床のクライアントのQOLに貢献したいと思います．

2022年11月

埼玉県立大学保健医療福祉学部看護学科 教授

鈴木 康美

【初出一覧】

・第4章

鈴木康美（2020）：看護実践のリフレクションを深める支援に関する研究—Sengeの学習する組織の観点から—，教師学研究，23（2），43-53

・第6章

鈴木康美（2018）：組織全体で看護実践のリフレクションに取り組んだ組織変革の効果に関する研究，保健医療福祉科学，7，46-52

・第7章

鈴木康美（2022）：看護職の成長を促進する看護実践のリフレクションを支援するポイント，看護人材育成，19（2），39-44

索　引

人物索引

●著者略歴

鈴木康美（すずき やすみ）
埼玉県立大学保健医療福祉学部看護学科 教授

山田赤十字看護専門学校，放送大学教養学部卒業．東邦大学医療センター佐倉病院副看護部長，東邦大学看護キャリア支援センター副センター長，日本保健医療大学保健医療学部看護学科准教授を経て，2016年より現職．2006年千葉大学大学院看護学研究科修士課程卒（看護学），2021年3月お茶の水女子大学大学院人間文化創成科学研究科博士後期課程修了博士（学術）．研究テーマは，看護継続教育におけるリフレクションの活用と効果．

学習する組織としての
看護実践のリフレクション

2022年11月25日 発行　　　　　　　　　　　　　第1版第1刷©

著　者　鈴木　康美
　　　　すずき　やすみ

発行者　渡辺　嘉之

発行所　株式会社　**総合医学社**

　　　　〒101-0061　東京都千代田区神田三崎町1-1-4
　　　　電話　03-3219-2920　　FAX　03-3219-0410
　　　　URL　https://www.sogo-igaku.co.jp

Printed in Japan　　　　　　　　　　　　　　株式会社公栄社
ISBN 978-4-88378-930-6